U0256795

恶性肿瘤骨转移及骨相关疾病
临床诊疗专家共识 (2014版)

中国抗癌协会癌症康复与姑息治疗专业委员会（CRPC）
中国抗癌协会临床肿瘤学协作专业委员会（CSCO）

北京大学医学出版社

EXING ZHONGLIU GUZHUANYI JI GUXIANGGUAN
JIBING LINCHUANG ZHENLIAO ZHUANJIA GONGSHI
（2014BAN）

图书在版编目（CIP）数据

恶性肿瘤骨转移及骨相关疾病临床诊疗专家共识：2014 版/
中国抗癌协会癌症康复与姑息治疗专业委员会（CRPC），
中国抗癌协会临床肿瘤学协作专业委员会（CSCO）主编.
—北京：北京大学医学出版社，2014.9（2014.12 重印）
ISBN 978-7-5659-0934-4

Ⅰ.①恶… Ⅱ.①中… ②中… Ⅲ.①骨肿瘤—肿瘤
转移—诊疗　Ⅳ.①R738.1

中国版本图书馆 CIP 数据核字（2014）第 201156 号

恶性肿瘤骨转移及骨相关疾病临床诊疗专家共识(2014 版)

编　　者：中国抗癌协会癌症康复与姑息治疗专业委员会（CRPC）
　　　　　中国抗癌协会临床肿瘤学协作专业委员会（CSCO）
出版发行：北京大学医学出版社（电话：010-82802495）
地　　址：（100191）北京市海淀区学院路 38 号北京大学医
　　　　　学部院内
网　　址：http://www.pumpress.com.cn
E - mail：booksale@bjmu.edu.cn
印　　刷：北京佳信达欣艺术印刷有限公司
经　　销：新华书店
责任编辑：高瑾 黄越　责任校对：金彤文　责任印制：李啸
开　　本：787mm×1092mm 1/32 印张：5.375 字数：110 千字
版　　次：2014 年 9 月第 1 版　2014 年 12 月第 3 次印刷
书　　号：ISBN 978-7-5659-0934-4
定　　价：28.00 元

《共识》专家顾问组成员

孙　燕*（顾问）

（以下成员按姓氏笔画排序）

马　军*　　王杰军　　石远凯　　印季良　　那彦群
吴一龙　　闵华庆　　沈志祥*　宋三泰　　武永吉
周清华　　侯　梅　　秦权逵　　蒋国梁　　谢广茹
蔡樆伯　　廖美琳

《共识》专家组成员

（按姓氏笔画排序）

于　力*　　于世英*　马建辉*　马胜林　　王　洁
王华庆　　王孟昭　　王绿化*　牛晓辉*　方志伟
卢　铀　　冯继锋　　任　军　　刘　霆　　刘孟忠
江泽飞*　孙　涛　　寿建忠*　苏逢锡　　杨俊兰
李　进　　李　娟*　吴　宁　　吴德沛　　邱录贵
佟仲生　　张　力*　张沂平　　张贺龙　　陆　舜
陈　元　　陈公琰　　林桐榆　　欧阳学农　罗荣城
周彩存　　周道斌*　赵永强　　胡夕春　　侯　健*
姚　阳*　　徐兵河　　梁　军　　程　颖

* 为执笔专家

序　言

我国国家卫生和计划生育委员会（前卫生部）公布 2006 年恶性肿瘤的死亡已占到居民死亡原因的首位。2012 年，世界卫生组织（WHO）报告全球每年新增癌症患者 1400 万，未来 20 年这一数字将达到 2200 万，同期每年癌症死亡人数已超过 820 万，未来 20 年将达到 1300 万。这在很大程度上是老年人口增加的结果。因此，各国应当采取必要的预防措施。解决肿瘤的疾病负担已经成为各国重要的任务之一。

2006 年 WHO 把肿瘤定位成一种可以控制的慢性疾病。对慢性疾病我们可以从两方面理解：① 发生过程相当缓慢，正常细胞是在各种内因和外因的长期作用下发生恶变的；② 肿瘤发生后，我们希望将其变成一个可以控制的慢性病，那就意味着患者得了肿瘤后，要么治愈，要么就让他长期带瘤但能保持正常的生活质量，这就是我们现在处理患者的一个新的目标。在这种理解的指导下，一方面，预防肿瘤的发生重新成为受到广泛重视的问题；另一方面，姑息治疗成为我们一个非常重要的研究领域。

姑息医学从 20 世纪 80 年代开始已成为一个独立的学科。WHO 从 20 世纪 80 年代后期将姑息治疗列入解决癌症问题的四个重点工作之一，切入点选择了癌症疼痛的控制。我国在 1990 年首次在广州和

WHO 共同举办了学术研讨会和学习班，从此在各地不同层次开展这一项目已长达 24 年了。在此期间，我国政府多次以文件形式推动控制癌症疼痛的工作，并制定了 6 项相应的法规和政策。其中包括放开医院麻醉药的供应、癌症患者麻醉药的领取方法以及取消吗啡最高限量等，这些都大大促进了这一项目的发展并切实方便了患者。WHO 和我们多次举办的学习班和讨论会也有力地促进和普及了这一学科的发展。24 年来我们在这一领域的进展是有目共睹的，在发展中国家也是比较突出的，这也体现了我国以人为本的基本原则。

在姑息治疗中，发展起来一套针对骨转移和骨相关事件（SREs）的处理原则。骨转移在恶性肿瘤患者中非常常见，许多患者在诊断肿瘤的时候就已经发生了骨转移。骨转移导致的 SREs 不但导致患者身体功能、生活质量降低，而且还会导致患者的死亡风险升高，从而影响抗肿瘤治疗的效果。因此，针对骨转移或 SREs 的规范化诊疗能为恶性肿瘤患者的核心抗肿瘤治疗提供保障。其中，针对骨的破骨细胞作用的双膦酸盐类的广泛应用成效突出，在我国已经相当普及。而且，我们原来认为双膦酸盐主要抑制破骨细胞的活动，其重点是对溶骨性病变有治疗效果，现在看来这个认识并不全面，因为双膦酸盐除了对破骨细胞有抑制作用外，它对整个肿瘤发生的全部过程都有一些干扰，近年来的临床研究证明，双膦酸盐的规范化使用可以进一步提高患者的生活质量，延长生存时间。大量的事实证明，它可以诱导肿瘤细胞凋亡和抑制肿瘤的新生血管。可见，我们对于双膦酸盐的作用机制及其使用，也积累了一定经验。最初，在20世纪80年代发展这类药物能抑制破骨细胞，因此受到广泛重视，从第一代的氯膦酸二钠（骨膦），到第二代的帕米膦酸二钠，到第三代的唑来膦酸，临床使用的有效剂量越来越小。例如：骨膦1天要使用到几克才可以；但是使用第三代的唑来膦酸每次4mg即可，且3～4周才使用1次，所以其效率大大提高了。由于三代的双膦酸盐具有不同的活性和功效，故选择该类药物是可以根据药物的适应证和特点来决定的，这样可以给临床治疗工作提供更加灵活的选择。现在大家知道，第一代的氯膦酸盐有口服剂型，口服用药可以减少患者的就诊时间和相关费用，因此更加方便。总而言之，双膦酸盐扩大了我们对于恶性肿瘤骨转移和SREs的治疗，成为姑息治疗的一个成功典范。2003年美国临床肿瘤学会（ASCO）制订了这类药物在乳腺癌骨转移的应用指南（JCO，2003，21：4042），推荐将双膦酸盐类药物应用于溶骨性病变，特别是X线平片上具有溶骨表现者。其实，双膦酸盐类药物对其他导致骨破坏和高钙血症的病变也有一定疗效，包括Paget病、非小细胞肺癌、前列腺癌、多发性骨髓瘤等。

因之，二十余年来肿瘤姑息治疗的发展和内容相当丰富多彩。近年来，癌症疼痛概念的更新，骨转移和SREs的合理处理，再加上止呕和抗贫血治疗药物在临床的正确使用，使多数临床肿瘤医生已经熟悉这些问题的处理原则，同时也推动了本领域内关于疗效和药理研究等课题的发展。然而，将这些方法应用于临床实践，最终使患者获益，还需要更多的努力。骨转移规范化诊疗是患者抗肿瘤全程治疗中的一个重要问题，却常常被医生或患者忽视。最令人欣慰的是大家对姑息处理在肿瘤综合治疗中的重要性越来越重视，而且正在开展相应的临床研究。

医生的责任就是向患者提供最新最好的服务，不但要治好身体的病痛，也需要关怀患者精神的创伤和痛苦。当然，要达到这样的目标我们还任重道远，需要大家更加努力，但前进的每一步都是应当受到鼓励和支持的。

编写一本关于我们肿瘤姑息治疗的书是几代人的愿望。因此，在 8 年前我们通过讨论、组织编辑委员会，并着手准备资料。参加编写的都是活跃在这一领域第一线的老中青同道。2006 年本书主要针对乳腺癌和肺癌骨转移共识进行了编写，2007 年和 2008 年在此基础上，又增加了总论和多发性骨髓瘤、前列腺癌、肾癌骨转移共识的编写，应当说本书的编写也是在逐步积累和完善的。除了国际上已有的成果和共识外，我们还力图总结一些我们的实践经验。2009 年我们开展了一次大规模的名为"扬帆计划"的中国肿瘤骨转移患者诊疗情况的大调查，该调查覆盖了全国 53 家大中型医院，共完成了 3223 例肿瘤骨转移患者的调研工作，调研发现：85％的临床医生了解该专家共识，90％的临床医生会参考本共识诊断和治疗骨转移患者，这说明专家共识已经具有临床应用上的权威性，但是推广程度仍不够。另外调查还发现：88％的医生认为双膦酸盐能有效预防或延缓骨转移引起的SREs的发生；50％的医生认为患者不能坚持长期使用双膦酸盐治疗。这说明医生能够认可双膦酸盐在肿瘤骨转移治疗上的重要作用，但是由于中国的经济现状、药物情况（非医保）以及患者的认知度等多种原因，导致目前大多数患者不能坚持长期使用双膦酸盐治疗。这些发现对未来我们制订共识和推广共识都带来了非常有益的帮助。2010年初，我们重新对共识进行了修订和更新，进一步完善了骨转移诊疗的一些核心问题的处理方法。2014年，时隔4年，许多新的循证医学证据和临床实践经验涌现出来，为我们再次更新共识奠定了强有力的基础，相信本专著的出版必将促进大家在这一领域内水平的提高，从而给广大患者带来裨益。此外，2014年共识的另一个特色是增加了恶性肿瘤骨转移患者版的指南，将恶性肿瘤作为一个慢性病来管理，利用姑息治疗的理论和方法，指导患者正确地对待和治疗肿瘤，提高生活质量，这也是我们不断提高医疗服务质量的重要方面。

肿瘤的姑息治疗仍然处在发展中，很多经验和共识都有待于进一步充实。因此，本书必然存在很多不足，甚至存在较大争议之处。所以，请同道们补充和批评指正。同时，我们也深切希望大家开展相关的临床研究，特别是通过中医中药改善患者的机体状况、生活质量的循证医学研究，将我国的经验进行总结，从而对这一领域做出我们民族的贡献。

孙　燕

目　　录

第1章

恶性肿瘤骨转移及骨相关疾病临床诊疗专家共识总论

执笔　于世英[1]　姚　阳[2]　王绿化[3]　牛晓辉[4]

1. 华中科技大学同济医学院附属同济医院
2. 上海市第六人民医院
3. 中国医学科学院肿瘤医院
4. 北京积水潭医院

本书所参考的证据可信级别和证据推荐级别见表 1-1 和表 1-2。

表 1-1　证据可信级别

级别	证据类型
Ⅰ	对多个对照研究的 Meta 分析、多个随机对照研究（high power）
Ⅱ	至少一个严格设计临床研究、多个随机对照研究（low power）
Ⅲ	设计较好的非随机临床研究、回顾性队列研究、配对研究
Ⅳ	历史对照研究、相关性描述性研究、病例报告等
Ⅴ	病例报告

表 1-2　证据推荐级别

级别	推荐类型
A	Ⅰ类证据、多个一致性Ⅱ、Ⅲ、Ⅳ类证据
B	Ⅱ、Ⅲ、Ⅳ类证据且结果多一致
C	Ⅱ、Ⅲ、Ⅳ类证据但结果相矛盾

一、恶性肿瘤骨转移的临床诊断与治疗

（一）概述

骨骼是晚期恶性肿瘤最常见的转移部位。随着抗癌治疗方法的不断改进，晚期癌症患者的生存时间不断延长，患者出现骨转移及其他骨骼并发症的风险也随之明显增加。骨转移常见于乳腺癌、肺癌、前列腺癌、胃癌、肾癌、甲状腺癌、宫颈癌、骨及软组织肉瘤等恶性肿瘤。晚期恶性肿瘤的骨转移发生率：乳腺癌 65％～75％，前列腺癌 65％～75％，鼻咽癌 67％～75％（包括颅内和远处转移），肺癌 30％～40％，甲状腺癌 60％，黑色素瘤 14％～45％，肝癌 13％～41％，肾癌 20％～25％，结直肠癌 1％～7％，胃癌 13％，其他头颈癌 25％[1-5]。多发性骨髓瘤累及骨骼所致的骨病发生率为 70％～95％。

　　恶性肿瘤骨转移的确切发病机制尚未完全弄清。癌细胞转移至骨骼导致 RANK/RANKL 系统的平衡破坏，被认为是恶性肿瘤骨转移骨破坏的主要发病机制。恶性肿瘤细胞转移到骨骼并释放可溶介质，激活破骨细胞和成骨细胞。激活的破骨细胞释放细胞因子又进一步促进肿瘤细胞分泌骨溶解介质，从而形成恶性循环。

　　恶性肿瘤骨转移常导致严重的骨疼痛和多种骨并发症，其中包括骨相关事件（skeletal related events，SREs）。骨相关事件是指骨转移所致的病理性骨折、脊髓压迫、高钙血症、为缓解骨疼痛进行放射治疗、为预防或治疗脊髓压迫或病理性骨折而进行的骨外科手术等[6]。需要强调的是为缓解骨疼痛进行的放射治疗（放疗）才属于 SREs，其他的放疗不属于 SREs。

　　关于骨疼痛需要放疗的 SREs 定义如下：①非承重骨的骨转移，伴中重度骨疼痛（VAS≥4 分），经中度镇痛药无效而接受放疗属于 SREs；②承重骨骨转移，伴中重度疼痛（VAS≥4 分）接受放疗属于

SREs；③承重骨骨转移无疼痛，但有明显骨质破坏而接受放疗属于伴随治疗。不同肿瘤发生 SREs 种类的构成比不同。国外报道，乳腺癌 SREs 主要是病理性骨折和骨放疗，肺癌和前列腺癌的 SREs 中，骨放疗占第一位，其次是病理性骨折；而在我国，乳癌和肺癌的 SREs 主要是放疗，脊髓压迫高于国外数据。骨转移所致的骨骼病变及骨相关事件，不仅严重影响患者自主活动能力和生活质量，而且还威胁患者的生存。例如，与无骨转移的患者相比，乳腺癌骨转移者不合并 SREs 的死亡风险增加 3.9 倍，合并 SREs 的死亡风险增加 5.2 倍；前列腺癌骨转移患者中，这两个数据分别为 5.6 倍和 9.2 倍。SREs 对骨转移患者的生存影响是明显的[7-8]。恶性肿瘤骨转移虽然都是肿瘤疾病晚期，预后差，但是合理治疗对患者仍然有积极意义。镇痛药物治疗、双膦酸盐类药物治疗、放射治疗、手术治疗等方法均在骨转移治疗中起重要作用。控制恶性肿瘤骨转移病变，常常需要接受多种方法综合治疗。因此，深入认识恶性肿瘤骨转移病变，综合性治疗骨转移病变，可减少骨转移并发症，延缓或避免 SREs 的发生，是改善骨转移患者生活质量的重要策略。本共识的制订旨在通过规范诊断和治疗，降低恶性肿瘤骨转移和 SREs 风险，从而减小其对抗肿瘤治疗、患者生活质量以及生存的影响。

　　证据可信级别遵循表 1 - 1，推荐级别遵循表 1 - 2。

（二）诊断

确诊为恶性肿瘤的患者，一旦出现骨疼痛、病理性骨折、碱性磷酸酶升高、脊髓压迫或脊神经根压迫、高钙血症相关症状等临床表现，应进一步检查排除骨转移病变。对于某些高风险发生骨转移的恶性肿瘤（如乳腺癌、肺癌、鼻咽癌、前列腺癌等中、晚期恶性肿瘤）患者，可考虑把排除骨转移的临床检查作为常规检查项目。骨转移筛查及检查方法主要是依据影像学检查（图 1-1)[9-14]。骨转移的诊断强调规范化，临床应用中要注意哪些是筛查方法，哪些是确诊方法，根据医院的设备和技术选择恰当的方法。

1. **检查方法**

（1）骨放射性核素扫描（ECT）：是恶性肿瘤骨转移的初筛诊断方法，但不作为转移性骨肿瘤的诊断依据。ECT 诊断恶性肿瘤骨转移的灵敏度为 $62\%\sim 98\%$，假阴性率 $3\%\sim 8\%$，特异度 $66.7\%\sim 70\%$，假阳性 $33\%\sim 40\%$[9]。

（2）X 线平片：是检查恶性肿瘤骨转移的常规方法[9]，可以显示骨骼局部的全貌，是骨科必需的检查方法。X 线平片早期诊断骨转移瘤的敏感性低，仅 $44\%\sim 50\%$。当骨质破坏达 50% 以上，且直径达 $1.0\sim 1.5cm$ 时，才可能形成在 X 线平片上可见的骨转移灶。X 线检查用于骨转移诊断尽管灵敏度低，但是由于 X 线检查的影像空间分辨率高，应用范围广泛，操作简便，价格低廉，辐射较小，因此仍然是诊断

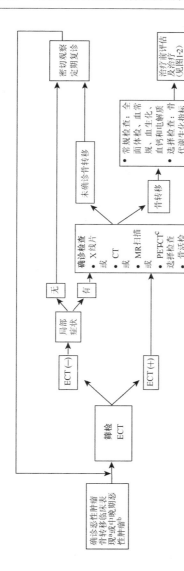

图1-1 恶性肿瘤骨转移的诊断

a:骨转移的临床表现:骨疼痛、活动障碍、病理性骨折、脊髓压迫及脊神经压迫、高钙血症等

b:中晚期恶性肿瘤又发生骨转移的恶性肿瘤

c:由于PET-CT检查费用昂贵,因此不推荐作为常规检查

骨转移的主要检查方法。

（3）计算机断层成像（computed tomography, CT）：也是确诊恶性肿瘤骨转移的诊断方法，其诊断灵敏度高于 X 线平片[10]，CT 可以更好地显示骨结构的破坏。CT 可确诊某些 ECT 检查阳性而 X 线平片阴性患者的骨转移病灶。对于需要骨活检的病灶，CT 引导下病变处穿刺活检，可提高骨转移病灶穿刺活检部位的准确性及操作的安全性。

（4）磁共振成像（MRI）：是目前诊断骨转移灵敏度和特异度均较高的诊断方法，分别为 82％～100％和 73％～100％[11]。MRI 显示骨髓腔内早期转移灶有特殊优势，还能准确显示骨转移侵犯部位、范围及周围软组织受累情况。由于影像学检查确诊骨转移的可靠指标是骨破坏，而 MRI 检查不是判断骨破坏的最可靠方法，因此，专家组对 MRI 用于骨转移确诊存在争议。

（5）PET-CT：是正电子发射断层扫描（positron emission computerized tomography，PET）与 CT 相结合的影像学新技术，是功能成像与静态成像的完好结合。一次检查既可获得 PET 图像，又可获得 CT 图像。PET 通过检测局部葡萄糖代谢活性变化而发现肿瘤病灶。因此，PET-CT 可能较灵敏显示骨髓微转移灶，早期诊断骨转移病变。PET-CT 可以同时检查全身器官、淋巴结以及软组织，以全面评估肿瘤病变范围。PET-CT 诊断的灵敏度为 62％～100％，特异度 96％～100％[12-14]。PET-CT 诊断骨转移及全面评估肿瘤病情有特殊优势，但检查费用昂贵，因此不推荐作为常规检查方法。当患者以骨转移灶症状为首发原因就诊时，PET-CT 是查找原发灶最简便的方法。

（6）骨活检：病理学是诊断肿瘤骨转移的金标准，但不是所有的骨转移瘤患者均需要骨活检。明确的癌症诊断合并影像学典型的多发骨破坏，或同时伴有其他器官的转移病灶，骨转移瘤的诊断就可以确定。癌症患者合并单一骨病灶、原发病灶，不便或不能取材确定病理类型及骨病灶的性质对分期及治疗有确定性意义时，应对骨病灶行骨活检。骨转移病灶的活检遵循肌肉骨骼系统肿瘤的活检原则，穿刺针抽取肿瘤组织，偶有切开活检，活检切口需与将来手术切口一致，有利于切除活检的污染伤口或穿刺针道。骨骼在取活检开窗时，尽可能取圆形窗，以减少病理性骨折发生的危险。活检后填充骨水泥，减少出血。术后压迫止血，忌放置引流管，以免造成肿瘤局部播散。为证明取材部位正确，肢体活检应在影像增强仪下进行；躯干、脊柱椎体、腰骶部病变活检应在 CT 引导下进行。骨活检过程中需注意避免造成病理性骨折。

（7）骨代谢生化指标：是近年探索用于骨转移诊断及病情监测的新方法。反映溶骨性骨代谢生化指标：Ⅰ 型胶原碳端肽（ICTP）、Ⅰ 型胶原氮端肽（NTX）、Ⅰ 型胶原 α_1 肽链碳端肽（CTX）、骨唾液酸糖蛋白（BSP）等。反映成骨性骨代谢生化指标：骨特异性碱性磷酸酶（BALP）、总碱性磷酸酶、Ⅰ 型前胶原氮端前肽（PINP）等[15]。研究显示，尿 NTX 等骨代谢标志物对骨转移诊断及病情监测有一定的应用前景，但是目前该类指标尚不能作为骨转移诊断的可靠方法使用[16-19]。

2. 诊断要点

骨性肿瘤骨转移诊断要点

ECT是初步诊断骨转移的筛查方法，进一步确诊尚需根据情况选择X线平片、MR扫描或CT等方法，必要时还可考虑骨活检。

恶性肿瘤骨转移的诊断标准需同时具备以下两项条件：

1. 经组织病理学或细胞学检查诊断为恶性肿瘤，或骨病灶穿刺活检或细胞学诊断为恶性肿瘤骨转移。
2. 骨病灶经X线平片，或MR扫描，或CT，或PET-CT检查证实骨破坏，并诊断为恶性肿瘤骨转移。

证据级别：Ⅰ；推荐级别：A

（三）治疗

恶性肿瘤骨转移的治疗目标

1. 缓解疼痛，恢复功能，提高生活质量。
2. 预防或延缓SREs的发生，是否将控制肿瘤进展、延长生存期作为治疗目标，需视病情而定。恶性肿瘤骨转移治疗的总体策略是采用以缓解症状、改善生活质量为主要目标的姑息治疗。

证据级别：Ⅰ；推荐级别：A

对于预期抗肿瘤治疗有效的患者，应根据病情进行合理的抗肿瘤治疗。为骨转移患者制订切实可行的治疗目标，不仅能切实有效地缓解骨转移患者的痛苦，避免发生严重的并发症，而且有利于合理利用有限的医疗资源。

治疗恶性肿瘤骨转移的基本方法包括：镇痛药物治疗、双膦酸盐类药物治疗、放射治疗、化学治疗（化疗）、内分泌及分子靶向治疗等。其他方法包括手术治疗、对症支持与康复治疗。缓解恶性肿瘤骨转移病变所导致的症状和并发症、改善生活质量及控制肿瘤病情进展，常常需要接受多种方法综合治疗（图 1-2）。骨转移姑息性治疗方案制订的基本原则：明确治疗目标，个体化综合治疗，动态评估病情及调整治疗方案。

1. 对症支持治疗　遵循晚期恶性肿瘤姑息治疗的基本原则，针对骨转移及其并发症等病情给予对症处理及最佳支持治疗。积极缓解肿瘤及骨转移所致躯体症状，提供心理及精神支持治疗，改善患者的功能状态和生活质量。预防和治疗骨转移患者因活动受限而长期卧床或活动减少所引起的各种病变或伴随症状，提高个体活动能力，帮助患者恢复骨骼自主活动功能及生活自理能力。指导恶性肿瘤骨转移患者在日常活动中如何注意避免对骨骼影响较大的动作和活动，以减低发生病理性骨折的风险。例如，活动时避免突然扭转脊柱或肢体，避免负重及提重物，预防跌倒（包括必要的装置配备和改装、浴室安全性等）。对于床上翻身、身体转移和站立行走等日常生活活动能力部分

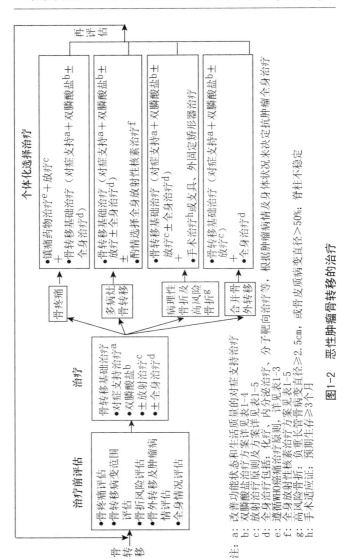

图1-2 恶性肿瘤骨转移的治疗

注：a：改善功能状态和生活质量的对症支持治疗
　　b：双膦酸盐治疗方案详见表1-4
　　c：放射治疗原则及方案详见表1-5
　　d：全身治疗包括：化疗、内分泌治疗、分子靶向治疗等，根据肿瘤病情及身体状况决定抗肿瘤全身治疗
　　e：遵循WHO癌痛治疗原则，详见表1-3
　　f：全身放射性核素治疗方案详见表1-5
　　g：高位骨折、负重骨长管骨病变直径≥2.5cm，或骨皮质病变直径>50%，脊柱不稳定
　　h：手术适应证：负重骨骨折，预期生存≥3个月

受限的患者，需要医疗陪护人员辅助，必要时配置支具及矫形支具等康复器具，帮助患者适当增加活动能力。对于卧床不起的患者，可酌情进行适当的床上活动。

2. 镇痛药物治疗 骨疼痛是骨转移患者的主要症状。持续有效地缓解骨疼痛是恶性肿瘤骨转移治疗的主要策略。缓解骨疼痛的镇痛治疗方法包括：镇痛药、放射治疗、双膦酸盐、抗癌治疗等。尽管缓解骨疼痛的治疗方法多种多样，但是镇痛药物治疗在骨疼痛治疗中，具有不可取代的作用。镇痛药是骨转移疼痛治疗的关键及基础性治疗用药。

骨转移疼痛的镇痛药物治疗

骨转移疼痛的镇痛药物治疗应遵循 WHO 癌症疼痛治疗基本原则。

证据级别：I；推荐级别：A

针对患者的疼痛程度选择不同"阶梯"的镇痛药物（表1-3）。WHO 的癌症三阶梯镇痛治疗的五项基本原则[20]：口服及无创途径给药，按阶梯给药，按时给药，个体化给药，注意具体细节。常用镇痛药包括非甾体抗炎药、阿片类镇痛药及辅助用药三大类。非甾体抗炎药及阿片类镇痛药是缓解骨转移疼痛的主要药物。辅助用药包括：抗抑郁药、抗惊厥药、N-甲基-D-天冬氨酸（NMDA）受体拮抗剂、糖皮质激素类、α_2 肾上腺素能受体激动剂等。

辅助用药适于与非甾体抗炎药和（或）阿片类镇痛药联合应用，用于进一步增强缓解神经病理性疼痛等特殊类型疼痛的效果。

表 1-3　恶性肿瘤骨转移的药物镇痛治疗

癌症疼痛药物镇痛治疗原则	镇痛药物选择
1. 口服及无创途径给药	轻度疼痛（VAS 评分 1～3）：非甾体抗炎药±辅助药物
2. 按阶梯给药	中度疼痛（VAS 评分 4～6）：阿片类镇痛药＋非甾体抗炎药±辅助药物
3. 按时给药	重度疼痛（VAS 评分 7～10）：强阿片类镇痛药＋非甾体抗炎药±辅助药物
4. 个体化给药	
5. 注意具体细节	

　　轻度疼痛：选择非甾体抗炎药，或选择含有阿片类和非甾体抗炎药的复方制剂。酌情联合应用辅助药物。

　　中度疼痛：选择阿片类镇痛药，如可待因、双氢可待因，同时给予非甾体抗炎药，或阿片类及非甾体抗炎药复方制剂。当非甾体抗炎药用药剂量超过或接近限制剂量时，建议只增加阿片类镇痛药的用药剂量。酌情联合应用辅助药物。

　　重度疼痛：选择强阿片类镇痛药，如吗啡即释片、吗啡缓释片或羟考酮缓释片、芬太尼透皮贴剂。同时给予非甾体抗炎药，或阿片类及非甾体抗炎药复方制剂。根据病情将阿片类镇痛药剂量调整至最佳镇痛的安全用药剂量。酌情联合应用辅助药物。

有关疼痛治疗的详细内容，请参考 WHO 癌症三阶梯镇痛指导原则。

3. 双膦酸盐药物治疗　双膦酸盐是内生性焦磷酸盐的同分异构体。第一代双膦酸盐以氯屈膦酸为代表；第二代是含氮的双膦酸盐，以帕米膦酸、阿仑膦酸为代表；第三代包括具有含氮杂环结构的唑来膦酸和含氮不含其他杂环结构的伊班膦酸。双膦酸盐类药物与骨有高度亲和力，并能被优先转运到骨形成或吸收加速的部位。双膦酸盐被骨骼的破骨细胞选择性吸收、并选择性抑制破骨细胞活性，诱导破骨细胞凋亡，从而抑制骨吸收[21-23]。体外和动物实验显示，双膦酸盐可能通过诱导肿瘤细胞凋亡，抑制肿瘤细胞黏附、浸润和新生血管形成等机制，产生直接与间接抗肿瘤作用[24-28]。初步临床研究显示，双膦酸盐可能延长晚期肿瘤骨转移患者的无疾病进展时间[29-30]。内分泌治疗联合唑来膦酸用于早期乳腺癌辅助治疗，可明显降低复发风险[31]。双膦酸盐与化疗联合应用，可能提高化疗疗效[32]。

双膦酸盐通过抑制破骨细胞介导的骨吸收作用，减轻骨疼痛，降低发生 SREs 的风险。荟萃分析结果显示：双膦酸盐可以显著降低骨转移患者发生椎体骨折、非椎体骨折、复合型骨折、高钙血症等 SREs

的风险。双膦酸盐改善骨骼健康状况及降低 SREs 风险的疗效可靠，长期用药安全性好，而且适于与化疗、放疗、手术、内分泌治疗等常规抗癌治疗联合应用，也可与阿片类镇痛药联合用药。因此，双膦酸盐虽然不能取代常规抗肿瘤治疗及镇痛治疗，但是可以作为恶性肿瘤骨转移综合治疗的基础用药[21-23,33-40]。

双膦酸盐药物治疗

双膦酸盐是防治恶性肿瘤骨转移骨相关事件的基础用药，双膦酸盐的应用强调早期、长期、规律治疗。

证据级别：Ⅰ；推荐级别：A

一旦确诊恶性肿瘤骨转移，即建议开始双膦酸盐治疗。无骨痛等临床症状、但已确诊骨转移的患者，仍然建议常规使用双膦酸盐治疗[41]。因为研究显示在发生骨疼痛或 SREs 之前给予双膦酸盐治疗的疗效更好。对于仅 ECT 阳性疑似骨转移的患者，不推荐常规给予双膦酸盐治疗。关于骨转移患者接受双膦酸盐治疗的持续用药时间问题：大多数临床研究中双膦酸盐治疗时间都在 6 个月以上，研究结果显示，双膦酸盐持续用药的疗效肯定，而且安全；此外，由于骨转移患者始终存在发生 SREs 的风险，患者有必要持续接受预防或延缓 SREs 风险的治疗。因此，建议情况允许时，双膦酸盐用药时间 6 个月以

上[21-23,33-40]。新的研究结果证明，双膦酸盐使用超过
2 年仍可显著降低 SREs 风险。双膦酸盐用药 2 年以
上临床获益的循证医学证据，详见乳腺癌、多发性
骨髓瘤、前列腺癌等各论。临床实践中，建议双膦
酸盐规律使用，骨转移患者接受双膦酸盐治疗期间，
如果再次出现 SREs，仍然可以继续应用。Clemons
等的研究显示，双膦酸盐治疗期间出现骨疼痛加重
或 SREs 时，继续接受唑来膦酸治疗，可减少 SREs
再次发生的风险[42]。T. Van den Wyngaert 等的研
究显示，与间断使用唑来膦酸的患者相比，持续规
律使用双膦酸盐的患者 SREs 风险降低 58%[43]。停
药指证：出现不可耐受的药物相关不良反应，或预
期继续用药不再获益[23]。

　　常用于骨转移治疗的双膦酸盐药物的用量与用
法见表 1-4。

表 1-4　恶性肿瘤骨转移的双膦酸盐治疗

常用于骨转移治疗的双膦酸盐类药物的用量与用法

- 氯屈膦酸 1600mg/d，口服；或氯屈膦酸盐注射液 300mg/d，
  静脉滴注，>2h，连续 5 天，之后改为口服制剂
- 帕米膦酸 90mg，静脉滴注>2h，每 3～4 周重复
- 唑来膦酸 4mg，静脉滴注>15min，每 3～4 周重复
- 伊班膦酸 6mg，静脉滴注>2h，每 3～4 周重复

注意：使用双膦酸盐应定期监测肾功能，一般每个月 1 次

　　双膦酸盐类药物的活性与其分子结构密切相关。
体外和动物实验均显示第三代双膦酸盐活性明显高

于第一代和第二代。唑来膦酸与帕米膦酸盐的对比研究结果显示，唑来膦酸在多种恶性肿瘤骨转移患者中降低 SREs 的疗效优于或相当于后者。目前尚缺乏不同双膦酸盐临床疗效的直接对比研究。建议根据患者的具体情况，如肾功能、胃肠功能、给药途径及患者意愿，决定药物的选择及给药途径。

双膦酸盐的主要不良反应为流感样症状（如发热、疲乏、寒战、骨关节痛和肌痛）、胃肠道反应（如恶心、消化不良、腹痛和食管疾病）、无明显临床症状的低磷血症等。肾功能不良是少见的严重不良反应[40]。建议在双膦酸盐治疗前评估肾功能，并每月检测一次肾功能，对长期（2 年以上）接受双膦酸盐治疗患者，定期检查肾功能的时间间隔可以根据临床实际情况判断。下颌骨坏死（ONJ）是罕见的严重不良反应，相对较多发生于长期应用双膦酸盐治疗的多发性骨髓瘤患者。下颌骨坏死的发病机制不明。报告发生该不良反应的病例大多为长期接受高活性双膦酸盐治疗（包括口服双膦酸盐），近期接受过拔牙及口腔外科手术治疗的患者。建议双膦酸盐治疗前，进行常规口腔检查及预先处理口腔疾病；双膦酸盐治疗期间，保持口腔清洁，定期检查口腔及慎行创伤性口腔科治疗[44-45]。双膦酸盐导致下颌骨坏死的诊断与防治，详见各论第 6 章。

目前双膦酸盐在恶性肿瘤骨转移的应用证据为Ⅰ类，推荐级别为 A 级。但是有些临床上长期、广泛使用的双膦酸盐，目前尚缺乏大型临床研究证据的支持；而且，也并非所有的恶性肿瘤骨转移均存在相应双膦酸盐治疗的使用证据。这些目前尚存在争议。另外,对于已存在使用证据的各种肿瘤,双膦酸盐具体的使用方法详见第 2 章～第 6 章各论部分。

4. 放射治疗 是骨转移疼痛最有效的治疗方法。放射治疗用于恶性肿瘤骨转移治疗的主要作用:缓解骨疼痛,减少病理性骨折的危险,减轻照射区病灶进展。放射治疗缓解骨疼痛的有效率为 59%～88%。建议内科医生在治疗骨转移时,及时征询放疗医生的意见。值得注意的是,放疗缓解骨疼痛需要一定的时间才能显效,因此对于放疗显效前(约 3 个月内)的患者,及放疗不能完全控制疼痛的患者,仍然需根据患者的疼痛程度使用镇痛药。放射治疗方法包括:体外照射和放射性核素治疗(表 1-5)。

表 1-5 恶性肿瘤骨转移的放射治疗

骨转移姑息性放射治疗方法及选择

1. **体外照射** 局部或区域放疗,骨转移放射治疗的常规放疗方法。

   体外照射适应证:

   (1) 用于有骨疼痛症状的骨转移灶,缓解疼痛及恢复功能。

   (2) 选择性地用于负重部位骨转移的预防性放疗(如脊柱或股骨转移)。

   体外照射常用的剂量及分割方法(选择下列方法之一):

   - 每次 300cGy,共 10 次
   - 每次 400cGy,共 5 次

骨转移姑息性放射治疗方法及选择

- 每次 800cGy，共 1 次
- （证据级别：Ⅰ；推荐级别：A）

2. 放射性核素治疗 全身性内照射放疗，骨转移放射治疗可供选择的放疗方法。

　　酌情选择性地用于有严重骨疼痛的全身广泛性骨转移患者。注意：该治疗发生骨髓抑制的风险较高，而且恢复较慢（约 12 周）。

　　（1）体外照射：针对骨转移局部病灶的体外照射是骨转移姑息性放疗的首选放疗方法[46]。主要适应证：① 有骨疼痛等症状的骨转移灶，用于缓解疼痛及恢复功能；② 选择性用于负重部位骨转移的预防性放疗，如脊柱或股骨转移。

　　骨转移姑息性放射治疗的体外照射常用剂量及分割方法有三种方案：

- 每次 300cGy，共 10 次。
- 每次 400cGy，共 5 次。
- 每次 800cGy，单次照射。

　　多项随机对照的临床研究及荟萃分析结果显示，上述三种照射方法缓解骨疼痛的疗效及耐受性无显著差异[47-52]。Chow 等系统分析了 16 项临床试验 5000 例骨转移患者放疗随机对照临床试验结果。发现单次照射与分次照射的总有效率和疼痛完全缓解率均无显著性差异。但是，单次照射组治疗后，需要再次放疗可能性显著高于分次照射组[46]。对于骨转移溶骨性病灶的放射治疗，分次照射方法显示了更好的再矿化作用。预期生存时间较长的骨转移患者，适于选择疗程较长的分次照射方法。800cGy 单次照射方法，主要适用于有骨疼痛症状，期望在短时间内获得镇痛效果，但预期生存时间短，而且无病理性骨折或脊髓压迫等并发症的骨转移患者。对于放疗方案中放疗剂量、分割方式、治疗时间等的选择，建议根据患者实际病情、肿瘤的原发器官、病变部位、技术条件等综合考虑，选择最佳的放射治疗方案[47-50,53]，避免放射治疗不足或放射治疗过度。采用适形放疗、立体定向放疗及强调放疗等新技术治疗骨转移，有利于避免放射损伤脊髓等重要器官组织，而且治疗时间短、镇痛效果明显。但该类技术用于骨转移治疗的临床试验及费效比研究的数据尚不够充分[54-58]。

（2）放射性核素治疗：用于恶性肿瘤骨转移放射性核素全身体内照射的放射性核素有 ^{89} 锶（^{89}Sr）、^{131} 碘（^{131}I）、^{153} 钐（^{153}Sa）、^{32} 磷（^{32}P）、^{166} 钬-DOTMP（^{166}Ho-DOTMP）、^{186} 铼-HEDP（^{186}Re-HEDP）、^{185} 铑（^{185}Rh）[59-64]。在这些放射性核素中，^{89}Sr 是目前临床上用于骨转移内照射治疗最常用的放射性核素[59-61]。全身放射性核素治疗骨转移的镇痛作用、显效时间及镇痛作用持续时间等疗效指标与体外照射相似。Matastron 研究组将骨转移患者接受不同方式放射治疗的疗效相比较，结果显示，不同方式放疗组之间的生存率、总体疗效、疼痛缓解率等均无显著性差异，但放射性核素^{89}Sr 治疗组患者较少出现新的骨转移疼痛病变。全身性放射性核素治疗的骨髓抑制发生率相对较高，而且恢复较慢（约12周）。曾接受过大剂量化疗的患者容易发生严重的骨髓抑制。此外，约10％的患者可能在接受放射性核素治疗后出现骨疼痛短暂加重现象。放射性核素治疗禁忌用于硬脑脊膜外的病变、骨髓抑制的骨转移患者；慎用于脊柱明显破坏或有明显的病理性骨折风险的患者。因此，放射性核素的治疗适合于一般情况较好，多发转移但病灶小、广泛，疼痛不是十分严重的患者。放射性核素治疗可作为选择性用于伴有骨疼痛、预期耐受性好的全身广泛性骨转移患者的备选放疗方案。

5. 外科治疗　无论肿瘤细胞直接破坏骨质，还是由于肿瘤骨转移所致破骨细胞活性增加而导致骨质下降，都会出现肿瘤包块形成、骨强度下降。溶骨破坏的结果就是运动系统功能受损，出现疼痛、骨折、脊髓受压，患者生存质量将受到极大影响。"生命在于运动"，肿瘤骨转移的治疗与原发病变的治疗一样重要。在病理性骨折前进行外科治疗，能极大提高生活质量，使患者免受骨折之苦。同样，应该避免脊髓受压所导致的瘫痪。预防性内固定治疗比发生病理性骨折后的治疗要更加简单、安全。脊柱和长管状骨病变对于患者生存期和生活质量影响较大。发生病理性骨折后根据病理性骨折的部位、患者的身体状况，采取包括外固定、内固定、椎板减压等积极的外科干预，减轻患者痛苦，减少由于病理性骨折带来的并发症。外科治疗的主要目的是恢复运动系统功能，提高患者生活质量，对于多发骨转移患者，外科方式去除肿瘤组织不是主要目的。

未发生病理性骨折的骨转移瘤进行外科治疗前，要根据原发病的特点及非外科治疗手段的疗效选择合理的治疗方式。对原发病有明显疗效的内科治疗，在骨病灶中也会有很好的疗效，其表现就是溶骨病变演化成成骨病变，可以明显地减少 SREs 的发生，避免外科治疗的介入。

（1）骨转移癌外科治疗原则[65-69]：

1）预计患者可存活 3 个月以上。

2）全身状况好，能够耐受手术创伤及麻醉。

3）预计外科治疗后较术前有更好的生活质量，能够立即活动，要有助于进一步治疗和护理。

4）预计原发肿瘤治疗后有较长的无瘤期。

5）经全身治疗后，溶骨病灶趋于局限、骨密度增高。

6）孤立的骨转移病灶。

7）病理性骨折风险高者。

何时考虑外科治疗：①有癌症病史，影像学及组织学检查为单发骨转移患者；②负重骨出现 X 线平片可见的骨破坏；③保守治疗后，骨破坏仍继续加重患者；④保守治疗后，疼痛仍继续加重患者；⑤保守治疗后，运动系统功能仍不能恢复患者；⑥已经出现病理性骨折患者；⑦有神经压迫症状患者；⑧脊柱溶骨性破坏，出现截瘫危险性大患者；⑨放、化疗不敏感骨转移灶，如肾癌骨转移等。

（2）手术适应证：

负重长管状骨内固定的适应证[67]：①即将发生骨折；②已发生骨折；③病变直径＞2.5cm；④病变＞50%皮质；⑤完全溶骨；⑥负重下疼痛；⑦放疗后疼痛。

脊柱转移癌手术的适应证[67]：①神经功能受损；②脊柱不稳定；③即将发生骨折；④疼痛。

骨盆转移癌手术的适应证：①髋臼即将或已发生病理性骨折；②顽固性疼痛；③对侧即将发生骨折而需外科治疗。

（3）禁忌证：对于下列因素应考虑非手术治疗[65-69]：①高度恶性侵袭性原发肿瘤；②预计原发肿瘤治疗后无瘤生存期很短；③经全身治疗后，骨转移灶的溶骨破坏未见好转；④全身多发骨破坏；⑤涉及多器官转移；⑥全身一般条件差，有手术禁忌证。

根据原发肿瘤的不同，患者的愈合也不同。外科治疗的方式应该根据患者的预计生存时间进行合理的选择，使患者能够从骨外科治疗中获益，避免手术加重患者生活质量的降低。原发肿瘤得到彻底控制、无其他部位转移灶、仅存单一骨转移灶的患者，骨病灶的处理应该尽量采取彻底去除病灶的方法。

外科治疗必须与其他治疗相结合，外科治疗本身仍需要进一步建立骨转移癌外科治疗综合评估系统，选择恰当的患者进行恰当的治疗，对于生存期长的患者外科治疗可以更积极一些。

6. 其他　地诺单抗（denosumab）又称为AMG-

162，是一种针对细胞核因子 κB 受体活化因子配基（RANKL）的人源化单克隆抗体。该单抗是基于对骨代谢病变 OPG-RANKL-RANK 系统深刻认识的基础上研发的新型骨吸收抑制剂。最新研究显示，它能有效抑制胰腺癌、前列腺癌等恶性肿瘤骨转移所致的骨吸收[70-73]。^{223}镭是一种发射高能量 α 粒子的放射性治疗药物，以骨为靶点，辐射到骨转移位点，实现对癌细胞的杀伤。最新研究显示，^{223}镭能显著提高去势抵抗性前列腺癌的总生存率、降低 SREs 风险[74]。

二、恶性肿瘤骨转移相关的高钙血症的诊断和治疗

高钙血症（hypercalcemia，HCM）是指肿瘤所致血清钙水平＞2.75mmol/L（11mg/dl），并引起的一系列临床症候群。发生高钙血症的常见恶性肿瘤是伴有明显骨病变的多发性骨髓瘤，其次是发生广泛性骨转移的乳腺癌、小细胞肺癌及肾癌。恶性肿瘤骨转移及骨病变患者发生高钙血症的主要原因是肿瘤侵犯骨骼，破骨细胞活性增加，导致骨吸收、骨溶解，大量骨骼钙释放入血。

（一）诊断

1. 临床表现　神经系统功能紊乱：嗜睡、意识模糊、反射减低、肌无力、震颤、冷漠或焦虑不安，

严重时可能出现反应迟钝和昏迷。

肾功能紊乱：烦渴、多尿、肾功能不全。

胃肠道功能紊乱：厌食、恶心、呕吐、腹痛、便秘，严重时可发生肠梗阻。

高钙血症可导致严重脱水、氮质血症、精神呆滞、昏迷、心律失常或心脏停搏，进而发生猝死。

2. 实验室检查　血清总钙值的正常范围（经人血白蛋白浓度校正）为 $2.0 \sim 2.7$ mmol/L（$8.0 \sim 10.8$ mg/dl）。经人血白蛋白浓度校正计算后，当血清总钙值超过 2.75 mmol/L（11 mg/dl），则判断为高钙血症。

高钙血症患者的生化检查还经常出现碱性磷酸酶水平增高，血清尿素氮和肌酐水平增高，低血钾，低氯性碱中毒，血清磷的浓度多变（但明显升高较少见）。

（二）治疗

恶性肿瘤骨转移相关的高钙血症的治疗

通常对于轻度高钙血症，一般不采取控制血钙的措施。对于有症状、体征的中、重度高血钙患者，需立即治疗。双膦酸盐是目前治疗高钙血症的有效治疗方法，推荐及时应用。

证据级别：Ⅰ；推荐级别：A

高钙血症可危及生命，因此需及时治疗。主要治疗方法如下：

1. **补液** 补充足量的水分，可以恢复血容量，增加肾小球滤过率，抑制肾小管对钙的重吸收。补充水分，争取每日尿量达 3～4L，同时注意维持水、电解质平衡。

2. **利尿** 在补充水分同时，应注意合理使用利尿剂。当补液使患者的血容量恢复正常时，给予呋塞米等利尿剂有助于利尿，并可阻断肾小管对钙的重吸收。例如：呋塞米 40～80mg 静脉注射，必要时重复用药。避免使用可增加钙重吸收的噻嗪类利尿剂。

3. **限制钙摄入** 避免摄入含钙量高的食品，避免补充维生素 D。

4. **抑制破骨细胞活性** 双膦酸盐类药物是抑制破骨细胞活性及降低血钙的有效药物，恶性肿瘤骨转移相关的高钙血症，更适于首选抑制破骨细胞活性的双膦酸盐类药物。中度或重度以上高钙血症即应开始用双膦酸盐治疗。对于血清校正钙值 ≥3.0mmol/L（12mg/dl）的高钙血症患者，唑来膦酸推荐剂量为 4mg，静脉输注时间不少于 15min。给药前，应该检测患者的血清肌酐水平，并评估患者水化状态，保持每天尿量达 2L。用药剂量及间隔时间，应根据患者的血钙水平和肾功能等情况，个体化用药。唑来膦酸的再次用药，必须与前一次用药时间间隔 7～10 天。

降钙素也可用于治疗高钙血症。用法：100～400IU，静脉或皮下注射，每日 4 次。降钙素缓解高钙血症起效较快，但疗效不及双膦酸盐。扩容、促尿钙排泄等其他方法也是缓解高钙血症的简易方法，建议根据病情选择综合治疗[75]。

5. 血液或腹膜透析　当患者合并肾功能不全时，行血液或腹膜透析治疗可解救患者的高钙血症危象。

6. 抗癌治疗　当抗癌治疗可能控制肿瘤及病情恶化时，应争取机会进行抗癌治疗，以利于更好地控制高钙血症。

三、恶性肿瘤治疗相关的骨质丢失/骨质疏松的诊断和治疗

骨质疏松症（osteoporosis，OP）是一种以骨量低下、骨微结构破坏，导致骨脆性增加，易发生骨折为特征的全身性骨病[75]。某些抗肿瘤治疗通过对破骨细胞活性的直接或间接影响，导致骨质丢失/骨质疏松的风险明显增加[76]。恶性肿瘤治疗相关的骨质丢失和OP的骨痛和骨折并发症将直接影响癌症生存者的生活质量。恶性肿瘤治疗相关的骨质丢失/骨质疏松的诊断和治疗策略见图1-3。

（一）诊断

1. 筛检　建议对高危发生骨质丢失和OP的癌症生存者每年检测骨密度。高危发生骨质丢失和OP的癌症生存者包括：65岁以上的女性癌症生存者；发生脆性骨折或多处骨折癌症生存者；接受增加骨

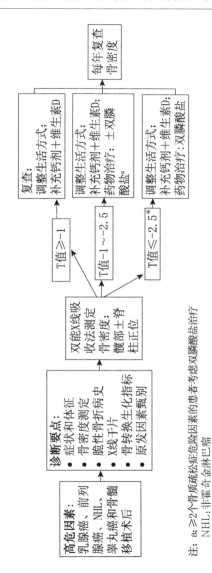

图1-3　恶性肿瘤治疗相关的骨质丢失/骨质疏松的诊断和治疗

注：a：≥2个骨质疏松症危险因素的患者考虑双膦酸盐治疗
　　NHL：非霍奇金淋巴瘤
　　*—些机构推荐为-2.0

高危因素：
乳腺癌、前列腺癌、NHL、睾丸癌和骨髓移植术后

诊断要点：
- 症状和体征
- 骨密度测定
- 脆性骨折病史
- X线干片
- 骨转换生化指标
- 原发因素甄别

双能X线吸收法测定
骨密度：
髋部±脊柱正位

T值≥-1

T值-1～-2.5

T值≤-2.5*

复查：
调整生活方式；
补充钙剂+维生素D

复查：
调整生活方式；
补充钙剂+维生素D；
药物治疗：±双膦酸盐a

复查：
调整生活方式；
补充钙剂+维生素D；
药物治疗：双膦酸盐

每年复查骨密度

质丢失/骨质疏松风险的抗肿瘤治疗者。

可能导致发生骨质丢失/骨质疏松风险增加的抗肿瘤治疗及危险因素包括：乳腺癌接受芳香化酶抑制剂、去势治疗等内分泌治疗；前列腺癌接受雄激素剥夺治疗；睾丸癌因治疗导致的雄激素水平低下；骨髓移植术后；接受影响骨代谢的药物化疗，如氨基蝶呤、环磷酰胺、异环磷酰胺、阿霉素等；接受其他影响骨代谢的药物治疗，如 α-干扰素、糖皮质激素、甲状腺素（甲状腺癌术后替代治疗）等[77-79]。

2. 诊断　临床上用于诊断 OP 的指标：脆性骨折和（或）骨密度低下[74]。目前尚缺乏临床直接测定骨强度的检查方法。

（1）脆性骨折：脆性骨折是骨强度下降的严重后果，故有过脆性骨折史即可诊断为 OP。

（2）骨密度测定（BMD）：骨密度能反映约 70% 的骨强度，骨折发生的危险与骨密度低下有关。检测骨密度是目前诊断 OP、预测骨质疏松性骨折风险的定量检测指标。双能 X 线吸收法（DXA）是目前国际公认的骨密度检查方法，其测定值作为 OP 诊断的金标准。骨密度检查的其他方法，如各种单光子吸收（SPA）、单能 X 线（SXA）、定量计算机断层照相术（QCT）等，根据具体条件用于 OP 的诊断参考。

WHO 推荐基于 DXA 测定骨密度的诊断标准：骨密度值低于同性别、同种族健康成人的骨峰值，<1 个标准差属正常；降低 1～2.5 个标准差为骨量

低下（骨量减少）；降低程度≥2.5 个标准差为 OP；骨密度降低程度符合 OP 诊断标准同时伴有 1 处或多处骨折时为严重 OP。用 T 值（T-Score）表示骨密度的标准：T 值≥－1.0 为正常，－2.5＜T 值＜－1.0 为骨量减少，T 值≤－2.5 为 OP。DXA 测定骨密度，需要严格按照质量控制要求（参考国际临床骨密度学会 ISCD 的共识意见）。临床上常用的推荐测量部位是腰椎 1～4 和股骨颈，诊断时要结合临床情况进行分析[80-82]。

（3）X 线平片：观察骨组织的形态结构，并对 OP 所致各种骨折进行定性和定位诊断。但诊断 OP 的敏感性和准确性均较低，故对 OP 的早期诊断帮助不大。

（4）骨代谢和骨转换生化指标：目前尚缺乏可以作为 OP 诊断标准的生化指标。该类指标有助于骨转换分型、骨丢失速率、骨折风险、病情进展的评估及干预措施的选择[80-83]。

（二）预防与治疗

骨质丢失及 OP 的预防与治疗目标是防止骨量进一步减少、避免发生骨折。OP 的防治措施：调整生活方式，骨健康基本补充剂，双膦酸盐类药物治疗[84]。

1. 调整生活方式[82]

（1）摄入富含钙、低盐和适量蛋白质的均衡膳食。

（2）适当户外活动，进行有助于骨健康的体育和康复锻炼。

（3）避免嗜烟、酗酒，慎用影响骨代谢的药物等。

（4）采取防止跌倒的各种措施。

2. **骨健康基本补充剂**[82]

（1）钙剂：我国营养学会制定成人每日钙摄入推荐量 800mg（元素钙量）是获得理想骨峰值、维护骨骼健康适宜剂量。如果饮食中钙供给不足，可补充钙剂。绝经后妇女和老年人等高危骨质丢失的癌症生存者，每日钙摄入推荐量为 1000mg。

（2）维生素 D：有利于钙在胃肠道的吸收。成年人推荐剂量为 200 IU（5μg）/ d。缺乏日照以及摄入和吸收障碍者，推荐补充维生素 D 的剂量为 400～800 IU（10～20μg）/d。

3. **双膦酸盐类药物治疗**

双膦酸盐药物可明显提高腰椎和髋部骨密度，显著降低椎体及髋部等部位骨折发生的危险。常用药物有：阿仑膦酸、羟乙膦酸、氯屈膦酸、帕米膦酸、利塞膦酸和唑来膦酸。在肿瘤治疗过程中，如果 BMD 评分（T 值）低于－2.5 时应开始使用双膦酸盐治疗。对于 T 值评分在－1～－2.5 的患者，如果有≥2 个 OP 风险因素，应考虑双膦酸盐治疗[78,85]。具体药物选择及使用参照 OP 诊疗指南。

4. **其他药物治疗**

降钙素类、选择性雌激素受体调节剂、甲状旁腺激素等药物，尚缺乏用于继发于肿瘤治疗相关的骨质丢失及 OP 治疗的临床证据。

其他药物治疗

根据癌症生存者的骨量水平，制订骨质丢失及 OP 的个体化临床防治策略。对于已有骨量减少（骨密度测定 T 值在 −1～−2.5）的癌症生存者，预防发展成为 OP，避免发生初次骨折。干预手段是调整生活方式和补充钙剂和维生素 D。对于有 2 个或 2 个以上危险因素的患者，考虑用双膦酸盐治疗。骨密度测定 T 值 ≤ −2.5，或已发生过骨折的癌症生存者，其预防和治疗的最终目的是避免初次骨折和再次骨折。其主要治疗方法是调整生活方式、补充钙剂和维生素 D，并考虑给予双膦酸盐类药物治疗。

证据级别：Ⅰ；推荐级别：A

参考文献

[1] El-Khoury GY, Dalinka MK, Alazraki N, et al. Metastatic bone disease. America College of Radiology. ACR Appropriateness Criteria. Radiology, 2000, 215 (suppl): 283 - 293.

[2] NCCN 乳腺癌专家组. NCCN 乳腺癌临床实践指南（中国版）. 乳腺癌, 2009. http://www.nccn-china.org.

[3] NCCN. Clinical practice guidelines in ncology. Prostate Cancer, 2009, 1. http://www.nccn.org.

[4] Peng X, Chen S, Du C, et al. Clinical features and prognostic factors in patients with nasopharyngeal carcinoma relapse after primary treatment. Head Neck Oncol, 2013, 5 (2): 21.

［5］ Longo V，Brunetti O，D'Oronzo S，et al. Bone meta stases in hepatocellular carcinoma：an emerging issue. Cancer Metastasis Rev，2013. DOI10. 1007s10555-013-9454-4.

［6］ Johnson JR，Williams G，Pazolur R，et al. End points and United States food and drug administration approval of oncology drugs. J Clin Oncol，2003，21（7）：1404 - 1411.

［7］ Sathiakumar N，Delzell E，Morrisey MA，et al. Mortality following bone metastasis and skeletal-related events among women with breast cancer：a population-based analysis of U. S. Medicare beneficiaries，1999 - 2006. Breast Cancer Res Treat，2012，131：231 - 238.

［8］ Sathiakumar N，Delzell E，Morrisey MA，et al. Mortality following bone metastasis and skeletal-related events among men with prostate cancer：a population-based analysis of US Medicare beneficiaries，1999 - 2006. Prostate Cancer and Prostatic Diseases，2011，14：177 - 183.

［9］ Rybak LD，Rosenthal DI. Radiological imaging for the diagnosis of bone metastases. Q J Nucl Med，2001，45（3）：53 - 64.

［10］ Diel U，Kaufmann M，Bastert G. Metastatic bone disease fundamental and clinical aspect. Germany：Springer，Verlag Berlin Heidelberg，1994：93 - 108.

［11］ Helms CA，Cann CE，Brunelle FO，et al. Detection of bone marrow metastases using quantitative computed tomograph. Radiology，1981，40（3）：745 - 750.

［12］ Steinborn MM，Heuck AF，Tiling R，et al. Whole-body bone marrow MRI in patients with metastic disease to the skeletal system. J Comput Assist Tomogr，1999，23（1）：123 - 129.

[13] Peterson JJ, Kransdorf MJ, O'Connor MI. Diagnosis of occult bone metastases: positron emission tomography. Clin Ort hop, 2003, 415 (10): 120 - 128.

[14] Cook GJ, Houston S, Rubens R, et al. Detection of bone metastases in breast cancer by 182FDG PET: Differing metabolic activity in osterblastic and osteolytic lesions. J Clin Oncol, 1998, 16 (10): 3375 - 3379.

[15] Bury T, Barreto A, Daenen F, et al. Fluorine-18 deoxyglucosepositron emission tomography for the detection of bone metastases in patients with non small cell lung cancer. Eur J Nucl Med, 1998, 25 (9): 1244 - 1247.

[16] Berthold Four, Colin R. Dunstan, Markus J. Seibel, et al. Markers of bone remodeling in metastatic bone disease. J Clin Endocrinol Metab, 2003, 88 (11): 5059 - 5075.

[17] Brown JE, Cook RJ, Lipton A, et al. Prognostic factors for skeletal complications from metastatic bone disease in breast cancer. Breast Cancer Res Treat, 2010, 123: 767 - 779.

[18] de la Piedra C, Alcaraz A, Bellmunt J, et al. Usefulness of bone turnover markers as predictors of mortality risk, disease progression and skeletal-related events appearance in patients with prostate cancer with bone metastases following treatment with zoledronic acid: TUGAMO study. British Journal of Cancer, 2013, 108: 2565 - 2572.

[19] Mountzios G, Terpos E, Syrigo K, et al. Markers of bone remodeling and skeletal morbidity in patients with solid tumors metastatic to the skeleton receiving the biphosphonate zoledronic acid. Translational Research,

2010，155：247 - 255.

[20] World Health Organization. Medical need for opioid anal-gesics. Achieving balance in national opioids control policy: Guidelines for Assessment. Geneva: WHO，2000：3 - 4.

[21] Bruce E. Hillner，James N. Ingle，Rowan T. et al, American Society of Clinical Oncology 2003 Update on the Role of Bisphosphonates and Bone Health Issues in Women With Breast Cancer. J Clin Oncol，2003，21 (21)：4042 - 4057.

[22] Ross JR，Saunders Y，Edmonds PM，et al. Systematic review of role of bisphosphonates on skeletal morbidity in metastatic cancer. BMJ，2003，327 (7413)：469.

[23] Powles T，Paterson S，Kanis JA，et al. Randomized, placebo controlled trial of clodronate in patients with pri-mary operable breast cancer. J Clin Oncol，2002，20 (15)：3219 - 3224.

[24] Daubiné F，Le Gall C，Gasser J，et al. Antitumor effects of clinical dosing regiments of bisphosphonates in experi-mental breast cancer bone metastasis. J Natl Cancer Inst, 2007，99：322 - 330.

[25] Saad F，Gleason DM，Murray R，et al. long-term efficacy of zoloedronic acid for the prevention of skeletal complica-tions in patients with metastatic hormone-refractory pros-tate cancer. J Natl Cancer Inst，2001，96：879 - 882.

[26] Hirsh V，Tchekmedvian NS，Rosen LS，et al. clinical benefit of zoledronic acid in patient with lung cancer and other solid tumors: analysis based on history of skeletal complications. Clinical Lung Cancer，2004，6 (3)：170 - 174.

[27] Clemons MJ，Dranitsaris G，Ooi WS，et al. Phase IItrial evaluating the palliative benefit of second-line zoledronic acid in breast cancer patients with either a skeletal-related event or progressive bone metastases despite first-line bisphosphonate therapy. J Clin Oncol，2006，24：4895 - 4900.

[28] Clemons M，Dranitsaris G，Ooi WS，et al. A phase Ⅱ trial evaluating the palliative benefit of second-line oral ibandronate in breast cancer patients with either a skeletal related event（SRE）or progressive bone metastases（BM）despite standard bisphosphonate（BP）therapy. Breast Cancer Res Treat，2008，108：79 - 85.

[29] Lipton A，Zheng M，Seaman J，et al. Zoledronic acid delays the onset of skeletal-related events and progression of skeletal disease in patients with advanced renal cell carcinoma. Cancer，2003，98：962 - 969.

[30] Zarogoulidis k，Boutsikou E，Zarogoulidis P，et al. The impact of zoledronic acid therapy in survival lung cancer patients with bone metastases. Int J Cancer，2009. DOI 10. 1002/ijc. 24470.

[31] Grant M，Mlineritsch B，Schippinger W，et al. Endocrine therapy pus zoledronic acid in premenopausal breast cancer. N Engl J Med，2009，360（7）：679 - 691.

[32] Aft R，Naughton M，Trinkaus K，et al. Effect of zoledronic acid on disseminated tumour cel in women with locally advanced breast cancer：an pfen label，randomized，phase 2 trial. Lancet Oncology，2010，11（5）：421 - 428.

[33] Diel IJ，Solomayer EF，Costa SD，et al. Reduction in

new metastases in breast cancer with adjuvant clodronate treatment. N Engl J Med, 1998, 339（6）: 357 - 363.

[34] Lacy MQ, Dispenzieri A, Gertz MA, et al. Mayo Clinic Consensus Statement for the Use of bisphosphonates in Multiple Myeloma. Mayo Clin Proc, 2006, 81（8）: 1047 - 1053.

[35] 周均田, 胡炳强, 刘亚利, 等. 唑来膦酸治疗恶性肿瘤骨转移疼痛的临床研究. 中国肿瘤临床与康复, 2005, 12（06）: 523 - 526.

[36] 李秋芬, 肖绍新. 博宁加. 化疗及放疗治疗乳腺癌骨转移疗效观察. 实用诊断与治疗杂志, 2004, 18（02）: 152 - 153.

[37] 彭德清, 王志刚, 宁昌, 等. 伊班膦酸钠治疗恶性肿瘤骨痛临床观察. 临床肿瘤学杂志, 2005, 10（04）: 423 - 424.

[38] 毕明宏, 秦凤展, 郑荣生, 等. 唑来膦酸注射液与帕米膦酸二钠注射液对照治疗恶性肿瘤溶骨性骨转移20例. 中国新药杂志, 2005, 14（10）: 1209 - 1211.

[39] 任军, 黎治平, 张燕军, 等. 国产唑来膦酸（博来宁）与帕米膦酸二钠（博宁）治疗癌性骨痛随机双盲双模拟多中心 II 期临床研究. 中国肿瘤临床, 2006, 33（20）: 1169 - 1172.

[40] Guarneri V, Donati S, Nicolini M, et al. Renal safety and efficacy of i. v. bisphosphonates in patients with skeletal metastases treated for up to 10 years. Oncologist, 2005, 10（10）: 842 - 848.

[41] Aapro M, Abrahamsson PA, Body JJ, et al. Guidance on the use of bisphosphonates in solid tumours: recommendations of an international expert panel. Annals of Oncol-

ogy，2008，19：420 - 432.

[42] Clemons MJ，Dranitsaris G，Ooi WS，et al. Phase II trial evaluating the palliative benefit of second-line zoledronic acid in breast cancer patients with either a skeletal-related event or progressive bone metastases despite first-line bisphosphonate therapy. J Clin Oncol，2006，24：4895 - 4900.

[43] Van denWyngaert T，Delforge M，Doven C，et al. Prospective observational study of treatment pattern，effectiveness and safety of zoledronic acid therapy beyond 24 months in patients with multiple myeloma or bone metastases from solid tumors. Support Care Cancer，2013，21：3483 - 3490.

[44] Bamias A，Kastritis E，Bamia C，et al. Osteonecrosis of the jaw in cancer after treatment with bisphosphonates：incidence and risk factors. J Clin Oncol，2005，23（34）：8580 - 8587.

[45] Ilke Coskun Benlidayi，Rengin Guzel. Oral Bisphosphonate Related Osteonecrosis of the Jaw：A Challenging Adverse Effect. ISRN Rheumatology Volume，2013. http://dx. doi. org/10. 1155/2013/215034.

[46] Chow E，Harris K，Fan G，et al. Palliative Radiotherapy Trials for Bone Metastases：A Systematic Review. J Clin Oncol，2007，25（11）：1423 - 1436.

[47] Ben-Josef E，Shamsa F，Youssef E，et al. External beam radiotherapy for painful osseous metastases：pooled data response analysis. Int J Radiat Oncol Biol Phys，1999，45（3）：715 - 719.

[48] Wu JS，Wong RK，Johnston M，et al. Radiotherapy

fractionation for the palliation of uncomplicated painful bone metastases practice guideline report 13 - 2, Cancer Care Ontario & the Ontario Ministry of Health and Long-term Care. report Date: March 14, 2003. www. cancer-care. on. ca WHO. Medical need for opioid analgesics. Achieving balance in national opioids control policy: Guidelines for Assessment. Geneva: WHO, 2000: 3 - 4.

[49] Jeremic B, Shibamoto Y, Igrutinvic I. Single 4 Gy re-irradiation for painful bone metastases following single fraction radiotherapy. Radiother Oncol, 1999, 52 (2): 123 - 127.

[50] van der Linden Y, Lok J, Steenland E, et al. Re-irradiation for painful bone metastases: A further analysis of Dutch Bone Metastasis Study. Int J Radiat Oncol Biol Phys, 2003, 57 (2): S222.

[51] Foro Arnalot P, Fontanals AV, Galcerán JC, et al. Randomized clinical trial with two palliative radiotherapy regimens in painful bone metastases: 30Gy in 10 fractions compared with 8Gy in single fraction. Radiother. Oncol, 2008, 89: 150 - 155.

[52] Amouzegar-Hashemi F, Behrouzi H, Kazemian A, et al. Single versus multiple fractions of palliative radiotherapy for bone metastases: a randomized clinical trial in Iranian patients. Curr. Ocol. , 2008, 15: 36 - 39.

[53] Lutz S, Berk L, Chang E, et al. American Society for Radiation Oncology (ASTRO). Palliative radiotherapy for bone metastases: an ASTRO evidence-based guideline. Int J Radiat Oncol Biol Phys, 2011, 79 (4): 965 - 976.

[54] Miker-zabel S, Zabel A, Thilmann C, et al. Clinical results of retreatment of vertebral bone metastases by stereotactic conformal radiotherapy and intensity-modulated radiotherapy. Int. J. Radiat. Oncol. Biol. Phys, 2003, 55: 162 - 167.

[55] Yamada Y, Bilsky MH, Lovelock DM, et al. High-dose, single-fraction image-guided intensity-modulated radiotherapy for metastatic spinal lesions international journal of radiation. Oconlogy Biology Physics, 2008, 71 (2): 484 - 490.

[56] Lo SS, Sahgal A, Hartsell WF, et al. The treatment of bone metastasis with highly conformal radiation therapy: a brave new world or a costly mistake. Clinical Oncology, 2009, 21 (9): 662 - 664.

[57] Benedict SH, Yenice KM, Followill D, et al. Stereotactic body radiation therapy: The report of AAPM Task Group 101. Med phys, 2010, 37 (8): 4078.

[58] Jhaveri P, Teh BS, Bloch C, et al. Stereotactic body radiotherapy in the management of painful bone metastases. Oncology, 2008, 22 (7): 782 - 788.

[59] Windsor PM. Predictors of response to strontium-89 (Metastron) in skeletal metastases from prostate cancer: report of a single centre's 10-year experience. Clin Oncol (R Coll Radiol), 2001, 13 (3): 219 - 227.

[60] Olea E, Riccabona G, Tian J, et al. Efficacy and toxicity of 153Sm EDTMP in the palliative treatment of painful skeleton metastases: results of an IAEA international multicenter study [abstract]. J Nucl Med, 2000, 51: 146.

[61] Sartor O, Quick D, Reid R, et al. A double blind placebo controlled study of 153Samarium-EDTMP for palliation of bone pain in patients with hormone-refractory prostate cancer [abstract]. J Urol, 1997, 157: 321.

[62] Chen S, Xu K, Liu W, et al. Treatment of metastatic bone pain with rhenium-188 hydroxyethylidene diphosphonate. Med Principles Pract, 2001, 10: 98 – 101.

[63] Giannakenas C, Kalofonos HP, Apostolopoulos DJ, et al. Preliminary results of the use of Re-186-HEDP for palliation of pain in patients with metastatic bone disease. Am J Clin Oncol, 2000, 23 (1): 83 – 88.

[64] Silberstein EB, Buscombe JR, McEwan A, et al. Society of nuclear medicine procedure guideline for palliative treatment of painful bone metastases. Society of Nuclear Medicine Procedure Guidelines Manual March, 2003.

[65] Galasko CSB. Skeletal metastases. ClinOrthop, 1986, 210: 18.

[66] WedinR, Bauer HC, Wersall P. Failures after operation for skeletal metastatic lesions of long bones. ClinOrthop, 1999, 358: 128.

[67] Christopher JB, Thomas HT. Management of metastatic lesions of the humerus. The Orthopedic Clinics of North America, 2000, 31 (4): 597.

[68] Harrington KD. The management of unstable pathologic fracture-disclocations of the spine and acetabulum secondary to metastic malignancy, American Academy of Orthopaedic Surgeons. Instructional course lectures, St. Louis: The C. V. Mosby Co, Vol. 24, 1980.

[69] Enneking WF. Metastatic carcinoma. In Musculoskeletal

tumor surgery, Churchill Livingstore. Inc: New York, 1982.

[70] Yacoby S. Antibody-based inhibition of DKKI suppresses tumor-induced bone resorption and multiple myeloma growth in vivo. Blood, 2007, 109: 2106 – 2111.

[71] Koch L. Therapy: bisphosphonate-independent reduction of bone resorption in patients with bone metastases. Nature Reviews Endocrinology, 2010, 6 (1): 4.

[72] Body JJ, Lipton A, Gralow J, et al. Effects of denosumab in patients with bone metastases, with and without previous bisphosphonate exposure. J Bone Miner Res, 2010, 25 (3): 440 – 446.

[73] Giorgio Vittorio Scagliotti, et al. Overall Survival Improvement in Patients with Lung Cancer and Bone Metastases Treated with Denosumab Versus Zoledronic Acid. J Thorac Oncol, 2012, 7: 1823 – 1829.

[74] Parker C, Nilsson S, Heinrich D, et al. Alpha Emitter Radium-223 and Survival in Metastatic Prostate Cancer. N Engl J Med, 2013, 369: 213 – 223.

[75] Body JJ. Current and future directions in medical therapy: hypercalcemia. Cancer, 2000, 88 (12 Suppl): 3054 – 3058.

[76] Pfeilschifter J, Diel IJ. Osteoporosis due to cancer treatment: pathogenesis and management. J Clin Oncol, 2000, 18 (7): 1570 – 1593.

[77] U. S. Department of Health and Human Services. Bone Health and Osteoporosis: A Report of the Surgeon General. Rockville, MD: U. S. Department of Health and Human Services, Office of the Surgeon General, 2004.

Available at http://www. surgeongeneral. gov/library/
bonehealth/html. Accessed August 9，2006.

[78] Hillner BE，Ingle JN，Chlebowski RT，et al. American
Society of Clinical Oncology 2003 update on the role of bi-
sphosphonates and bone health issues in women with
breast cancer. J Clin Oncol，2003，21（21）：4042 -
4057.

[79] National Comprehensive Cancer Network. Clinical Prac-
tice Guidelines in Oncology. Prostate Cancer v. 2. 2005.
Available at http://www. nccn. org/professionals/physi-
cian _ gls/PDF/ prostate. pdf，2006.

[80] World Health Organization. Guideline for preclinical eval-
uation and clinical trials in osteoporosis. Geneva：
WHO，1998.

[81] 程晓光. 国际临床骨密度学会共识文件（2005 年版）.
中国骨质疏松杂志，2006，12（2）：205 - 209.

[82] 中华医学会骨质疏松和骨矿盐疾病分会. 骨质疏松及骨
矿盐疾病诊疗指南. 国际内分泌代谢杂志，2006，26
（4）：附录 4 - 3.

[83] Koizumi M，Ogata E. Bone metabolic markers as gauges
of metastasis to bone：a review. Ann Nucl Med，2002，
16（3）：61 - 168.

[84] Theresa A. Guise. Bone Loss and Fracture Risk Associ-
ated with Cancer Therapy. Oncologist，2006，11（10）：
1121 - 1131.

[85] Hadji P，Body JJ，Aapro MS，et al. Practical guidance
for the management of aromatase inhibitor-associated
bone loss. Ann Oncol，2008，19（8）：1407 - 1446.

第2章

乳腺癌骨转移及骨相关疾病临床诊疗专家共识

执笔　江泽飞[1]　于世英[2]　胡夕春[3]

指导　孙　燕[4]

1. 中国人民解放军第 307 医院
2. 华中科技大学同济医学院附属同济医院
3. 复旦大学附属肿瘤医院
4. 中国医学科学院肿瘤医院

一、概述

乳腺癌骨转移在复发转移性乳腺癌的病程中发生率为 65%～75%。乳腺癌远处转移中，首发症状为骨转移者占 27%～50%。骨痛、骨损伤、骨相关事件（SREs）及生活质量降低是乳腺癌骨转移的常见并发症。所谓的"骨相关事件"，就是在临床试验中表明药物临床研究的观察终点，包括：骨痛加剧或出现新的骨痛，病理性骨折（椎体骨折、非椎体骨折），椎体压缩、变形，脊髓压迫，骨放疗（因骨痛或防治病理性骨折或脊髓压迫），骨转移病灶进展（出现新发、多发骨转移、原有骨转移灶扩大），及出现高钙血症，这些都是影响患者自主活动能力和生活质量的主要因素[1-4]。

二、骨转移的诊断方法

骨放射性核素扫描（ECT）是骨转移初筛诊断方法。具有灵敏度高、早期发现、全身成像不易漏诊的优点。但也存在特异性较低、不易区分成骨性还是溶骨性病变、也不能显示骨破坏程度的缺点。骨 ECT 推荐用于乳腺癌出现骨疼痛、骨折、碱性磷酸酶升高或高钙血症等可疑骨转移的常规初筛诊断检查，也可选择性用于局部乳腺癌（T3N1M0 以上）和复发转移乳腺癌患者的检查。

骨 X 线平片、CT、MR 扫描是骨转移的主要影像学诊断手段。对于骨 ECT 异常的患者，应该针对可疑骨转移灶部位进行 X 线平片、CT 或 MR 检查，以确定是否有骨破坏并了解骨稳定性。X 线平片是骨转移诊断的最基本且最主要的方法，特异度高，但灵敏度低，仅 44％～50％。CT 诊断骨转移灵敏度和特异度均高。MR 扫描诊断骨转移灵敏度高，特异度低于 CT，椎体 MR 扫描对了解脊柱稳定性很重要，但由于骨转移影像学确诊的要点指标是骨破坏，而 MR 扫描在此方面存在不足，因此，专家组对 MR 扫描用于确诊骨转移尚存在争议。

PET-CT 可以在临床早期发现骨转移，灵敏度和特异度都很高（可达 96％～100％），已有临床研究提示 FDG-PET 具有与骨扫描相似的灵敏度和更高的特异度，对乳腺癌骨转移治疗后病情的跟踪优于骨扫描，但是专家组认为目前 PET-CT 在骨转移诊断的价值有待进一步研究，临床并不作为常规推荐[5]。

骨活检，针对临床可疑骨转移灶，尤其是那些不含软组织和内脏转移的单发骨病灶，应进行穿刺活检以明确诊断。

骨代谢生化指标目前尚不能作为骨转移诊断的方法。

乳腺癌转移的临床诊断

ECT 可以作为初筛检查，X 线、CT、MR 扫描可以明确有无骨质破坏并了解脊柱稳定性，PET-CT 的价值有待进一步研究，临床上各种诊断方法应该合理应用，必要时需要通过骨活检取得病理诊断。

证据级别：Ⅰ；推荐级别：A

三、乳腺癌骨转移的临床表现

乳腺癌骨转移以多发溶骨性病变多见。有些患者在溶骨性病变治疗后的修复可以在影像学表现为过度钙化而被诊断为成骨性改变，对这部分患者应追溯其首诊时的 X 线平片是否有溶骨性改变。

乳腺癌骨转移的特点为：伴有疼痛的骨转移严重影响患者生活质量，但骨转移本身一般不直接威胁患者生命；有效的治疗手段多，不合并内脏转移的患者生存期相对较长[6]。

四、骨转移的治疗

（一）治疗目标

乳腺癌骨转移综合治疗的主要目标：① 预防和治疗 SREs；② 缓解疼痛；③ 恢复功能，改善生活质量；④ 控制肿瘤进展，延长生存期。

（二）治疗方案

乳腺癌骨转移已经是一种全身性疾病，可以选择的治疗手段包括：① 化疗、内分泌治疗、分子靶向治疗等；② 骨调节药物（bone modifying agent），可选择唑来膦酸、帕米膦酸盐和地诺单抗，目前并无充分的证据证明任一种骨调节药物的疗效优于其他骨调节药物[7]；③ 手术治疗；④ 放射治疗；⑤ 镇痛和其他支持治疗。医生应根据患者具体病情来制订个体化的综合治疗方案。

（三）治疗原则

全身治疗为主，其中化疗、内分泌治疗、分子靶向治疗作为复发转移乳腺癌的基本药物治疗。治疗原则可参照 2009 年中国版乳腺癌临床实践指南（cNCCN）[6]。双膦酸盐类药物可以预防和治疗 SREs。合理的局部治疗可以更好地控制骨转移症状，其中手术是治疗单发骨转移病灶的积极手段，而放射治疗是有效的局部治疗手段。

选择复发转移乳腺癌的治疗方法要考虑患者肿瘤组织的激素受体状况（ER/PR）、Her-2 结果、年龄、月经状态以及疾病进展是否缓慢。原则上疾病进展缓慢的激素反应性乳腺癌患者可以首选内分泌治疗，有症状的内脏转移患者应首选化疗，而 Her-2 过表达的患者可以考虑联用抗 Her-2 治疗。

进展缓慢的复发转移乳腺癌的特点：① 原发和（或）复发转移灶肿瘤组织 ER 阳性和（或）PR 阳性；② 术后无病生存期较长（如术后 2 年以后才出现复发转移）；③ 仅有软组织和骨转移或无明显症状的内脏转移（如非弥散性肺转移和肝转移，肿瘤负荷不大，不危及生命的其他内脏转移）。

对于激素反应性乳腺癌，应基于患者可能从内分泌治疗中获益的角度来界定哪些患者适合内分泌治疗。认为满足下列条件中 1 条或数条的患者有可能从内分泌治疗中获益：① 原发灶和（或）复发转移灶 ER 和（或）PR 阳性；② 老年患者；③ 术后无病间期较长；④ 既往内分泌治疗曾获益。

由于乳腺癌骨转移本身一般不直接威胁患者生命，而不合并内脏转移的患者生存期相对较长，所以尽量避免不必要的强烈化疗。而晚期乳腺癌患者如治疗后病情长期保持稳定应被视为临床获益，因为病情持续稳定 6 个月以上患者的生存期与完全缓解（CR）＋部分缓解（PR）相同。基于内分泌治疗更适合长期用药，医生可以尽量延长治疗时间，以便延长疾病控制时间。

绝经后复发转移乳腺癌，内分泌治疗可选择第三代芳香化酶抑制剂，包括阿那曲唑、来曲唑、依西美坦，大剂量氟维司群、他莫昔芬和孕激素，如甲地孕酮、醋酸甲羟孕酮（甲孕酮）。绝经前复发转移乳腺癌患者可以首选化疗，适合或需要用芳香化酶抑制剂作为内分泌治疗时，可以采取有效的卵巢功能抑制（药物性或卵巢切除）联合芳香化酶抑制剂。

乳腺癌骨转移患者，如果 ER 和 PR 均阴性、术后无病间歇期短、疾病进展迅速、合并内脏转移、对内分泌治疗无反应，则应考虑化疗。推荐用于转移性乳腺癌化疗的药物包括：蒽环类、紫杉类、卡培他滨、长春瑞滨、吉西他滨。辅助治疗未用过蒽环类和紫杉类化疗的患者首选 AT 方案（蒽环类联合紫杉类），但临床未判定为耐药和治疗失败的患者也可使用 AT 方案。蒽环类辅助治疗失败的患者可以选择的方案有：XT（卡培他滨联合多西他赛）和 GT（吉西他滨联合紫杉醇）方案。紫杉类治疗失败的患者目前尚无标准方案推荐，可以考虑使用卡培他滨、长春瑞滨、吉西他滨和铂类，也可以单药或联合化疗，但单纯骨转移患者一般不主张采用联合化疗。

（四）放射治疗

放射治疗是乳腺癌骨转移姑息性治疗的有效方法。骨疼痛是骨转移的常见症状，也是影响患者生活质量及活动能力的主要原因之一。脊椎、股骨等负重部分骨转移并发病理性骨折的危险约为 30%。病理性骨折将显著影响患者的生活质量和生存时间。放射治疗用于乳腺癌骨转移治疗的主要作用是缓解骨疼痛和降低病理性骨折危险。放射治疗包括体外照射与放射性核素治疗两类。

1. 针对骨转移局部病灶的体外照射　是骨转移姑息性放疗的首选方法。主要适应证为：有症状的骨转移灶，用于缓解疼痛及恢复功能；选择性用于负重部位骨转移的预防性放疗，如脊柱或股骨转移。骨转移放射治疗的体外照射常用剂量及分割方法有 3 种方案：每次 300cGy，共 10 次；每次 400cGy，共 5 次；每次 800cGy，单次照射。3 种照射方法缓解骨疼痛的疗效及耐受性无显著性差异。单次放疗方案的治疗费用显著低于分次照射，但再放疗及病理性骨折发生率高于分次放疗。骨转移单次照射技术尤其适用于活动及搬运困难的晚期癌症患者[8]。

2. 放射性核素治疗　对缓解全身广泛性骨转移疼痛有一定疗效，但有些患者在核素治疗后骨髓抑制发生率较高，而且恢复较慢（约需 12 周），可能会影响化疗的进行。因此，临床上使用放射性核素治疗前应充分考虑选择合适的病例和恰当的治疗时机。

放射治疗缓解骨疼痛的有效率为 59％～88％，但需一定的时间才能显效。因此，对于放疗明显显效前的患者及放疗不能完全控制疼痛的患者，仍需根据疼痛程度来使用镇痛药和双膦酸盐，而且可以根据病情使用负荷剂量。

（五）手术治疗

骨转移外科治疗的目的是提高患者生活质量，骨外科技术的进步可最大限度地解决癌症骨转移患者肿瘤压迫神经的问题，并可减轻疼痛、恢复肢体功能，从而改善患者生活质量。对骨转移患者进行密切的随访观察以便早期发现骨转移灶，对具有潜在病理骨折的长骨做出恰当的判断以决定是否需要手术，是提高患者生活质量的重要保证。

外科手术治疗乳腺癌骨转移的方法包括：骨损伤固定术、置换术和神经松解术。固定术可以考虑选择性用于病理性骨折或脊髓压迫，预期生存时间＞4 周的乳腺癌骨转移患者。预防性固定术可以考虑选择性用于股骨转移灶直径＞2.5cm、股骨颈骨转移、骨皮质破坏＞50％或预期生存时间＞4 周的乳腺癌骨转移患者。专家组建议及时请骨科医生参与决定手术时机[9]。

（六）镇痛药治疗

镇痛药是缓解乳腺癌骨转移疼痛的主要方法。骨转移疼痛的镇痛药治疗应遵循 WHO 癌症三阶梯镇痛指导原则：首选口服及无创给药途径，按阶梯给药，按时给药，个体化给药及注意细节[10]。镇痛药物包括：非甾体抗炎药、阿片类镇痛药、辅助用药。

常用非甾体抗炎药包括：对乙酰氨基酚、布洛芬、双氯芬酸钠、吲哚美辛、萘普生、塞来昔布、氯诺昔康等。

常用阿片类镇痛药包括：吗啡缓释片、芬太尼透皮贴剂、羟考酮控释片、吗啡即释片、可待因、美沙酮等。哌替啶不宜用于癌痛治疗。

辅助用药包括：三环类抗抑郁药、抗惊厥药、NMDA 受体拮抗剂、糖皮质激素类、α_2 肾上腺素能受体激动药等。

非甾体抗炎药是骨转移疼痛镇痛治疗的基础用药，当镇痛效果不佳或出现中、重度疼痛时，推荐联用阿片类镇痛药。选择阿片类缓释剂按时用药有利于持续缓解骨疼痛。然而，骨转移疼痛患者在持续慢性疼痛的同时，约 63％者伴有突发性（暴发性）疼痛。对频繁发作的突发性疼痛患者，可以通过增加镇痛药的按时用药剂量来缓解，但该法对少数患者无效，因为患者无法耐受药物不良反应而不能增加按时用药的剂量。控制突发性疼痛的主要方法是备用速效或短效镇痛药，后者单次用药剂量一般为日用剂量的 5%～10%。对于难治的突发性疼痛患者可以考虑使用自控药泵法给药。发生神经病理性疼痛时，应根据病情选择辅助用药，如出现烧灼痛、坠胀痛等表现时，可选择联用阿米替林、去甲替林或多塞平等三环类抗抑郁药；出现电击样疼痛或枪击样疼痛时，可选择联用加巴喷丁或卡马西平等抗惊厥药。

乳腺癌骨转移的治疗

1. 综合治疗的主要目标：① 预防和治疗 SREs；② 缓解疼痛；③ 恢复功能，改善生活质量；④ 控制肿瘤进展，延长生存期。

2. 全身治疗为主，其中化疗、内分泌治疗、分子靶向治疗作为复发转移乳腺癌的基本药物治疗。

3. 针对骨转移局部病灶的体外照射是骨转移姑息性放疗的首选方法。主要适应证为：有症状的骨转移灶，用于缓解疼痛及恢复功能；选择性用于负重部位骨转移的预防性放疗，如脊柱或股骨转移。

4. 对骨转移患者进行密切的随访观察以便早期发现骨转移灶，对具有潜在病理性骨折的长骨做出恰当的判断以决定是否需要手术，是提高患者生活质量的重要保证。专家组建议及时请骨科医生参与决定手术时机。

5. 镇痛药是缓解乳腺癌骨转移疼痛的主要方法。骨转移疼痛的镇痛药治疗应遵循 WHO 癌症三阶梯镇痛指导原则：首选口服及无创给药途径，按阶梯给药，按时给药，个体化给药及注意细节。

证据级别：Ⅱ；推荐级别：A

五、乳腺癌骨转移双膦酸盐临床应用专家共识

（一）双膦酸盐类药物的共性和个性

适应证：① 高钙血症；② 骨痛；③ 治疗和预防 SREs。SREs 包括病理性骨折、脊髓压迫、高钙血症、缓解疼痛进行的骨放疗、预防或治疗脊髓压迫和病理性骨折而进行的骨手术。

临床研究已经证实，双膦酸盐可以用于治疗乳腺癌骨转移引起的 SREs。还可以预防和延缓乳腺癌骨转移患者发生 SREs。所以，明确有乳腺癌骨转移的患者应首先考虑给予双膦酸盐作为基础治疗。

双膦酸盐除用于骨转移和预防骨矿物质丢失外，也可考虑用于绝经后早期乳腺癌患者[11]。早期乳腺癌临床研究协作组（EBCTCG）的一项立足于随机对照试验中个体患者数据的 Meta 分析研究结果显示，对于早期乳腺癌患者，双膦酸盐辅助治疗降低

绝经后女性患者的骨转移风险 34% （$P<0.001$），降低乳腺癌相关死亡率 17% （$P=0.004$），且风险降低程度与 ER 状态、淋巴结状态及是否接受化疗无关。

（二）双膦酸盐的使用适应证和用药时机[12]（表 2-1）

表 2-1 双磷酸盐用药适应证及时机

专家观点	推荐使用双膦酸盐	不推荐使用双膦酸盐
骨转移引起的高钙血症	√	
骨转移引起的骨疼痛	√	
ECT 异常，X 线（或 CT，或 MR）证实的骨转移	√	
ECT 异常，X 线正常，但 CT 或 MR 显示骨破坏	√	
影像学诊断是骨破坏，即使没有骨疼痛症状	√	
ECT 异常，X 线正常，且 CT 或 MR 也未显示骨破坏		√
存在骨转移风险（乳酸脱氢酶高或碱性磷酸酶升高）的患者		√

（三）双膦酸盐的使用方法及注意事项

1. 在使用双膦酸盐前应检测患者的血清电解质水平，重点关注血肌酐、血清钙、磷酸盐、镁等指标。

2. 临床研究表明，第一代氯屈膦酸、第二代帕米膦酸和第三代唑来膦酸和伊班膦酸都具有治疗乳腺癌骨转移的作用，都可以用于治疗高钙血症、骨疼痛，预防和治疗 SREs。

3. 选择药物治疗应考虑患者的一般状况、疾病的总体情况以及同时接受的其他治疗药物。

4. 双膦酸盐可以与放疗、化疗、内分泌治疗、镇痛药联用。

5. 长期使用双膦酸盐应注意每天补充 500mg 钙和适量的维生素 D。

6. 对于肾功能不全（肌酐清除率＞30ml/min）的患者，双膦酸盐应根据不同产品的说明书进行减量调整或延长输注时间。

7. 鉴于有文献报告少数患者在长期使用双膦酸盐后有发生颌骨坏死的风险，因此使用前应注意进行口腔检查，对口腔病变进行适当的预防性治疗，使用期间注意口腔卫生，尽量避免包括拔牙在内的口腔手术，如治疗期间无诱因或口腔操作后出现颌面部骨暴露、愈合延迟，应尽早联系专科处理[13]。如需行牙科手术操作，建议唑来膦酸用药窗口期为 3 个月，即手术前后 3 个月内不宜使用唑来膦酸。

（四）用药时间及停药指征

1. 用药时间　双膦酸盐用于乳腺癌患者治疗和预防 SREs 的临床研究中，不同临床试验中位用药时间为 6～18 个月，已有用药 2 年以上的安全性数据，因此临床实践中推荐用药时间可达 2 年或更长，但应根据患者的安全性和临床获益情况采取合理的用药时间。双膦酸盐有时可能成为晚期骨转移患者唯一保留的全身用药。

双膦酸盐用药时间超过 2 年的临床研究均是回顾性研究。国内一项临床研究显示，乳腺癌骨转移患者（n＝181）使用双膦酸盐治疗超过 24 个月（平均 36 个月），仍可显著降低 SREs 的发生率，且安全性良好，1～2 级和 3 级肾不良事件的发生率分别为 3.9％和 0.7％，仅 1 例发生下颌骨坏死[14]。

超过 2 年后的双膦酸盐用药频率需要进一步的数据，可根据临床实际情况而定，如患者肾功能、是否需要口腔手术操作等。

2. 停药指征　用药过程中监测到明确与双膦酸盐相关的严重不良反应；治疗过程中出现肿瘤明显恶化，或内脏转移可能危及患者生命时，临床医生认为继续用药患者不能获益。专家组指出，经其他治疗骨疼痛缓解不是双膦酸盐的停药指征。

3. 发生 SREs 后是否可换药预防再次 SREs 的问题　如果在应用双膦酸盐的过程中发生了某些特殊的 SREs（高钙、骨手术、放疗），作为临床研究的观察终点则停止使用该类药物，但临床实践中不应停用，应该继续用药。

如果在双膦酸盐治疗期间发生了 SREs，则可以考虑换用另外一种双膦酸盐。一项 II 期临床试验显示：乳腺癌骨转移患者（n＝31）在第一、第二代双膦酸盐（氯屈膦酸、帕米膦酸）治疗期间发生 SREs 或骨转移病变进展后，换用唑来膦酸治疗，第 8 周时患者疼痛显著减轻（$P<0.001$），尿 NTX 水平也出现了下降趋势（$P=0.008$）。但目前认为换药是否获益还有待于更多的临床研究数据的证实。

双膦酸盐治疗乳腺癌骨转移

1. 明确有乳腺癌骨转移患者应首先考虑给予双膦酸盐作为基础治疗。

2. 使用双膦酸盐前应检测患者的血清电解质水平，重点关注血肌酐、血清钙、磷酸盐、镁等指标。

3. 超过 2 年的双膦酸盐治疗可能具有更好的生存优势。临床实践中推荐用药时间可达 2 年或更长，但应根据患者的安全性和临床获益情况采取合理的用药时间。

4. 超过 2 年时的双膦酸盐用药频率，需要进一步的数据，可根据临床实际情况使用，注意检测患者的肾功能。

5. 长期使用双膦酸盐应注意每天补充 500mg 钙和适量的维生素 D。

6. 对于肾功能不全（肌酐清除率 $>30ml/min$）的患者，双膦酸盐应根据不同产品的说明书进行减量调整或延长输注时间。

7. 经其他治疗骨疼痛缓解不是双膦酸盐的停药指征。如果在双磷酸盐治疗期间发生了 SREs，则可以考虑换用另外一种。

证据级别：Ⅰ；推荐级别：A

（五）生化标记物的作用

骨生化标记物可反映骨转移过程中骨吸收和形成的速度，提示骨破坏和修复程度。研究显示基线和治疗中的骨标记物〔如骨吸收标记物 NTX、骨生成标记物骨特异性碱性磷酸酶（BAP）等〕水平与骨转移患者的预后相关。一项对接受唑来膦酸治疗的乳腺癌患者 2 年的生存数据的回顾性分析显示，唑来膦酸治疗 3 个月后基线高 NTX 正常化的患者较未能正常化的患者死亡风险更低，提示唑来膦酸治疗 NTX 正常化可改善患者生存。但该结果还有待进一步前瞻性、随机临床试验证实[15-16]。**目前乳腺癌双膦酸盐治疗中骨标记物可作为参考指标，专家不建议临床常规使用。**

（六）乳腺癌患者抗肿瘤治疗引起的骨丢失（cancer treatment induced bone loss，CTIBL）

CTIBL 是应该引起临床重视的问题，它可以发生在不同年龄的患者，化疗、激素治疗尤其是卵巢功能抑制和芳香化酶抑制剂治疗后的患者更易发生。美国临床肿瘤学会（ASCO）乳腺癌妇女骨健康指南推荐：乳腺癌妇女均应该接受 OP 风险评估。高危患者包括：年龄超过 65 岁；60～64 岁但具有以下危险因素之一：骨质疏松症家族史、体重<70kg、曾发生过非创伤性骨折或其他 OP 导致病理性骨折的危险因素；正在接受芳香化酶抑制剂治疗的绝经后妇女；正在接受可能导致早期绝经的治疗（化疗、卵巢去

势）的绝经前妇女。

高危患者均应该常规检查 BMD。BMD 评分（T 值）低于－2.5 时（一些国际组织推荐为－2.0）应开始使用双膦酸盐治疗；当 T 值在－2.5～－1.0 且有 2 个危险因素时应开始使用双膦酸盐，无危险因素时可考虑使用；当 T 值高于－1.0 时不建议使用双膦酸盐[17]。双膦酸盐治疗 OP 的用法和治疗骨转移的用法不一样，可以每 3～6 个月使用 1 次，并且要根据治疗后 BMD 评分的改变调整用药。

3 项大型临床研究（Z-FAST、ZO-FAST 和 E-ZO-FAST[16,18-20]）观察了唑来膦酸预防内分泌治疗引起的骨丢失的作用。结果显示：与延迟治疗相比，唑来膦酸早期治疗可显著增加腰椎和髋部骨密度。提示乳腺癌患者接受芳香化酶抑制剂治疗的同时，每 6 个月注射唑来膦酸 4mg 可有效预防 CTIBL。ABCSG-12 研究在绝经期前乳腺癌妇女，药物性卵巢去势联合他莫昔芬或阿那曲唑治疗，采用唑来膦酸（4mg/6 个月）治疗，5 年随访的结果显示：唑来膦酸能够有效预防治疗相关的骨丢失[21-22]。专家组意见为可考虑唑来膦酸用于预防乳腺癌内分泌治疗引起的骨丢失。

此外，地诺单抗也可有效预防乳腺癌骨质丢失。在一项针对芳香化酶抑制剂治疗的乳腺癌患者中，随机分组给予安慰剂（n＝125）或地诺单抗（n＝127）治疗 2 年，结果与安慰剂相比，地诺单抗能显著提升腰椎骨密度 7.6％（$P<0.001$）[23]。

参考文献

[1] Coleman RE. Metastatic bone disease：clinical features，pathophysiology and treatment strategies. Cancer Treat Rev，2001，27（3）：165 - 176.

[2] Johnson JR，Williams G，Pazdur R. End Points and United States Food and Drug Administration Approval of Oncology Drugs. J Clin Oncol，2003，21（7）：1404 - 1411.

[3] Kinnane N. Burden of bone disease. Eur J Oncol Nurs，2007，11（Suppl 2）：S28 - 31.

[4] 闫敏，宋三泰，江泽飞，等. 乳腺癌骨转移的临床病程. 中国骨肿瘤骨病，2003，2（4）：221 - 224.

[5] Eubank WB, Mankoff DA. Evolving role of positron emission tomography in breast cancer imaging. Semin Nucl Med，2005，35（2）：84 - 99.

[6] NCCN 乳腺癌专家组，NCCN 乳腺癌临床指南（中国版）专家组. 乳腺癌临床实践指南（中国版），1 版. 2009（源自英文版 V. 1. 2009）. http://www. nccn-china. org.

[7] Catherine H. Van Poznak，Sarah Temin，Gary C. Yee，et al. American Society of Clinical Oncology Executive Summary of the Clinical Practice Guideline Update on the Role of Bone-Modifying Agents in Metastatic Breast Cancer. Journal of Clinical Oncology，2011；29（9）：1221 - 1222.

[8] Chow E，Harris K，Fan G，et al. Palliative Radiotherapy Trials for Bone Metastases：A Systematic Review. J Clin Oncol，2007，25（11）：1423 - 1436.

[9] British Association of Surgical Oncology Guidelines. The management of metastatic bone disease in the United Kingdom. The Breast Specialty Group of the British Association of Surgical Oncology. Eur J Surg Oncol，1999，25

（1）：3 - 23.

[10] World Health Organization. Medical need for opioid analgesics. Achieving balance in national opioids control policy: Guidelines for Assessment. Geneva: WHO Publication, 2000: 3 - 4.

[11] Coleman R, Gnant M, Paterson A, et al. Effects of bisphosphonate treatment on recurrence and cause-specific mortality in women with early breast cancer: A meta-analysis of individual patient data from randomized trials. 2013 San Antonio Breast Cancer Symposium, 2013: Abstract S4-07.

[12] Hillner BE, Ingle JN, Chlebowski RT, et al. American Society of Clinical Oncology 2003 update on the role of bisphosphonates and bone health issues in women with breast cancer. J Clin Oncol, 2003, 21 (21): 4042 - 4057.

[13] Weitzman R, Sauter N, Eriksen EF, et al. Critical review: updated recommendations for the prevention, diagnosis, and treatment of osteonecrosis of the jaw in cancer patients—May 2006. Crit Rev Oncol Hematol, 2007, 62 (2): 148 - 152.

[14] Ding X, Fan Y, Ma F, et al. Prolonged administration of bisphosphonates is well-tolerated and effective for skeletal-related events in Chinese breast cancer patients with bone metastasis. Breast, 2012, 21 (4): 544 - 549.

[15] Coleman RE, Major P, Lipton A, et al. Predictive value of bone resorption and formation markers in cancer patients with bone metastases receiving the bisphosphonate zoledronic acid. J Clin Oncol, 2005, 23 (22): 4925 -

4935.

[16] Brown JE, Thomson CS, Ellis SP, et al. Bone resorption predicts for skeletal complications in metastatic bone disease. Br J Cancer, 2003, 89 (11): 2031 – 2037.

[17] Russell RG. Bisphosphonates: from bench to bedside. Ann N Y Acad Sci, 2006, 1068: 367 – 401.

[18] Lipton A, Cook R, Coleman RE, et al. Normalization of bone markers and improved survival during zoledronic acid therapy. ASCO 43rd Annual Meeting, 2007.

[19] Brufsky AM, Bosserman LD, Caradonna RR, et al. Z-FAST Study Group. Zoledronic acid on effectively prevents aromatase inhibitor-associated bone loss in postmenopausal women with early breast cancer receiving adjuvant letrozole: the Z-FAST study 36-month follow-up results. Clin Breast cancer, 2009, 9 (2): 77 – 85.

[20] A. Llombarto, A. Frassoladti, O. Paija, et al. Effect of Zoledronic acid on aromatase inhibitor-associated bone loss in postmenopausal women (PMW) with early breast cancer (EBC) receiving adjuvant Letrozole (Let). : The EZO-FAST 36-month follow up. ASCO 2009 Breast Cancer Symposium Abstract, 2013.

[21] De Boer R, Eidtmann H, Lluch A, et al. Effecacy of zoledronic acid in postmenopausal women with early breast cancer receiving letrozole: 36-month results of the ZO-FAST Study. Ann Oncol, 2010, 21 (11): 2188 – 2194.

[22] Gnant M, Mlineritsch B, et al. Endocrine therapy plus zoledronic acid in premenopausal breast cancer. N Engl J Med, 2009, 360 (7): 479 – 691.

［23］Allan Lipton，Matthew R. Smith，Georgiana K. Ellis，et al. Treatment-Induced Bone Loss and Fractures in Cancer Patients Undergoing Hormone Ablation Therapy：Efficacy and Safety of Denosumab. Clinical Medicine Insights：Oncology，2012，6：287－303.

第 3 章

肺癌骨转移临床诊疗专家共识

执笔　张　力

中山大学附属肿瘤医院

一、前言

实体瘤骨转移引起的骨骼并发症已经越来越为临床医生所关注，目前国际上已有一些针对乳腺癌骨转移和多发性骨髓瘤的治疗指南，骨转移在 NC-CN 前列腺癌的指南中也已正式发表，2008 年欧洲临床肿瘤学会（ESMO）推出了双膦酸盐在实体瘤治疗中应用的临床共识，但是并没有针对肺癌骨转移的临床治疗指南。虽然在原则上肺癌可以参照相关实体瘤骨转移的指南，但是由于肺癌本身的特殊性，存在一些应用上的差异。本共识的目的是希望运用循证医学的方法，基于目前研究的进展和相关研究数据为临床医生的诊疗提供切实的帮助。

参照相关指南（共识）的制定，本共识的产生将遵循以下原则：

- 多学科的专家参与：包括肿瘤内科、肿瘤放射、肿瘤外科、生物统计的专家及医药界代表等。
- 通过复习公开发表的文献（到 2014 年 3 月为止）和药厂提供的处方资料起草。
- 根据文献或资料的可信等级确定本共识。
- 对现有资料不足但临床意义较大的问题采用"专家共识"的方法解决。

二、肺癌骨转移概述

- 肺癌骨转移的发病率：30%～40%。日本的一项研究中，Ⅳ期非小细胞肺癌（NSCLC）患者骨转移发生率为 48%，广泛期小细胞肺癌（SCLC）患者骨转移发生率为 40%[1]。

- 预后：未经治疗的患者中位生存期为 4～5 个月，经过治疗的患者 1 年存活率为 40%～50%。
- 分类：溶骨性，成骨性，混合性。
- 病因：肺癌细胞转移到骨释放出可溶介质，激活破骨细胞和成骨细胞。破骨细胞释放的细胞因子又进一步促进肿瘤细胞分泌骨溶解的介质，从而形成了恶性循环。

三、肺癌骨转移的诊断

Ichinose 等对早期（Ⅰ期和Ⅱ期）NSCLC 的研究发现，在所有患者中常规进行骨 ECT 检查对无症状（骨疼痛）骨转移的诊断率提高不超过 3%，而确诊骨转移且 ECT 阳性（真阳性）的患者 94% 都有骨疼痛症状或血清学指标的升高[2]。所以多个肺癌分期指南中均推荐对临床出现高钙血症、血清碱性磷酸酶升高、血清乳酸脱氢酶升高、病理性骨折或骨疼痛的患者进行 ECT 检查[3-4]。

ECT 的敏感性高（62%～89%），但特异性较差，假阳性率为 40% 左右[5]。ECT 临床上主要用于骨转移癌的筛查，还可以帮助确认转移的范围和转移灶数量，但单纯 ECT 检查阳性不能确诊，还需对 ECT 阳性的部位进行 X 线、CT 或 MR 扫描确认，上述影像学检查之一为阳性方能诊断。有约 1/3 的患者出现骨转移但是不伴有骨疼痛，对于这类患者应该定期进行 X 线/CT/MR 筛查。

Schirrmeister 等报道，对 53 例 SCLC 或局部进展期 NSCLC 患者进行了前瞻性平面骨扫描（BS）、脊柱 SPECT 和 18 F-PET[6]。MR 扫描和所有其他显影方法，以及临床病程均作为对照法。对 BS 联合或不联合 SPECT 和 18 F-PET 进行了比较，采用接受者操作特征（ROC）曲线进行 5 点表分析，12 例患者出现骨转移（BM）。BS 产生 6 个假阴性结果，SPECT 产生 1 个，18 F-PET 没有产生假阴性结果。ROC 曲线下面积分别为 0.779、0.944 和 0.993。18 F-PET ROC 曲线下面积和 BS 补充与 SPECT 无明显差异，两种显影技术较平面 BS 明显精确。该研究的结果建议，在具有转移性骨病风险的肺癌患者中采用至少一种显影技术。18 F-PET 可使全身显影变成单一的检测，但价格较昂贵，同时不易进行。我们进行的研究联合使用 BS 和 SPECT，在不明确的病灶采用 MR 扫描补充，是一种可操作性强和性价比较高的策略。

肺癌骨转移的诊断

对怀疑有骨转移的肺癌患者推荐进行以下检查，以帮助明确诊断：

1. ECT 检查。

2. 对有条件的患者可以考虑推荐 PET-CT，对有症状但 PET-CT 阴性的患者再行 ECT 检查。

3. ECT 检查阳性的部位行 X 线/CT/MR 检查。

4. 患者还应该进行全血细胞计数、肌酐、电解质、肝功能、血清钙等生化指标检查。

证据级别：Ⅱ；推荐级别：B

四、肺癌骨转移的治疗

骨转移的基本治疗目标

1. 缓解疼痛，恢复功能，改善生活质量。

2. 预防或延缓骨相关事件的发生。

证据级别：专家共识；推荐级别：专家共识

有效的治疗手段包括以下几项（这几种治疗均可治疗骨转移、治疗和预防骨转移引起的 SREs 的发生，同时提高生存质量）：

1. 全身性抗肿瘤治疗（化疗、生物靶向治疗等）。

2. 手术治疗。

3. 放射治疗（包括放射性核素的内照射治疗）。

4. 镇痛治疗。

5. 双膦酸盐治疗。

五、双膦酸盐在肺癌骨转移中的治疗指南

（一）肺癌骨转移引起的骨相关事件（SREs)

骨是 NSCLC 临床上常见的肿瘤转移部位，随着晚期 NSCLC 患者治疗水平的提高，部分骨转移患者的生存时间可能相对较长，中位生存时间可以达到 10～12 个月。随着生存时间延长，骨转移患者都将面临严重的疼痛、病理性骨折、神经根的压迫、脊髓压迫等并发症的威胁。SREs 是对恶性肿瘤骨转移所引起的一系列并发症的统称。降低 SREs 的发生，不仅可以改善患者生活质量，同时也可以节约医疗费用。在 2007 年有作者报道：由于每个肿瘤的生存期不一样，SREs 的构成也不一样[7]，NSCLC 常见的 SREs 是骨疼痛导致的放射治疗（60%）。在亚洲人群，2007 年日本学者报道也同样支持，同时他们也指出：NSCLC 患者的 SREs 还跟其生存期和临床分期有关[8]。由于国内对骨疼痛导致的放疗标准不一致，许多出现骨疼痛的患者没有得到有效的放射治疗，相反有些患者没有出现骨疼痛却也接受了不必要的放射治疗。因此，专家组认为有必要对 NSCLC 骨转移患者的骨疼痛导致放疗这一 SREs 做出明确定义。关于骨疼痛需要放疗的 SREs 定义如下：① 非承重骨的骨转移，伴骨痛（VAS≥4 分），经中度镇痛药无效而接受放疗属于 SREs；② 承重骨骨转移，伴疼痛（VAS≥4 分）接受放疗属于 SREs；

③ 承重骨骨转移无疼痛，但有明显骨质破坏而接受放疗属于伴随治疗。

双膦酸盐治疗骨转移引起的骨相关事件

1. 唑来膦酸能有效预防或延缓肺癌骨转移（包括溶骨和成骨）引起的 SREs 的发生。

2. 治疗肺癌骨转移引起的 SREs，推荐静脉滴注唑来膦酸 4mg（不小于 15min），每 3～4 周重复 1 次。

3. 一旦确诊肺癌骨转移即开始双膦酸盐治疗，能显著降低 SREs 发生风险。

证据级别：Ⅱ；推荐级别：B

（二）唑来膦酸治疗 NSCLC 骨转移的 Ⅲ 期临床研究（011 研究[9]）

本研究是一项国际性、多中心、随机、双盲、安慰剂对照临床研究。目的是评估唑来膦酸 4mg 与抗癌治疗联合使用在治疗肺癌、肾癌等实体瘤（除乳腺癌、多发性骨髓瘤、前列腺癌外）骨转移引起的 SREs 的疗效。

患者（n＝773）被随机分组，接受唑来膦酸（择泰®）4mg（n＝257）或 8mg（n＝266）或者安慰剂（n＝250）治疗，每 3 周给药 1 次，每次输注 15min，共进行 9 个月（患者同时每日补充 500mg 钙和 400IU 维生素 D，随食物一起摄入，以预防低钙血症）。根据进入研究时肿瘤的诊断（NSCLC 与其他实体肿瘤）进行患者分层，其中 NSCLC 占 50%，肾癌占 10%，SCLC 占 8%；本研究接受唑来膦酸 4mg 组的 257 名患者中肺癌为 134 名（52.1%），其他恶性肿瘤 123 名（47.9%）；对照组肺癌患者占 52.0%，其他恶性肿瘤占 48.0%。

本研究的主要评价指标为 9 个月内至少出现 1 次 SREs 的患者比例，主要评价指标中 SREs 的定义为：病理性骨折、脊髓受压、骨放射治疗、骨科手术；因为唑来膦酸治疗高钙血症（HCM）的作用已经被另一临床研究证实，因此，主要评价指标中的 SREs 没有包括高钙血症。但由于 HCM 被认为是临床上具有重要意义的事件，所以研究者把 9 个月内至少出现 1 次 SREs（包括 HCM）的患者比例，作为本研究的次要指标；本研究其他次要评价指标还包括：至首次出现 SREs 的时间，SREs 发病率（skeletal morbidity rate，SMR，定义为：SREs 数目/年）等。

在分析所有 SREs（包括 HCM）时，唑来膦酸 4mg 组较安慰剂组显著减少：9 个月内发生 1 次 SREs 的患者比例（38% vs. 47%；$P = 0.039$）；本研究的主要终点，9 个月内至少出现 1 次 SREs 患者的比例（不包括 HCM），唑来膦酸 4mg 组与安慰剂组对比未能达到统计学显著性差异（38% vs. 44%；$P = 0.127$）。最常见的 SREs 为骨放疗和病理性骨折，在所有 SREs 类型中，均观察到唑来膦酸的治疗利益。尤其是唑来膦酸 4mg 组没有患者产生 HCM，而在安慰剂组则有 8 例（3%；$P = 0.004$）。

唑来膦酸较安慰剂显著延长至首次 SREs 的中位时间达 2 个月以上。唑来膦酸 4mg 组的至首次 SREs（不包括 HCM）的中位时间为 230 天，安慰剂组为 163 天（$P=0.023$）；包括 HCM 的中位时间为 230 天和 155 天（$P=0.007$）。研究未收集每一项 SREs 的至首次事件的中位时间，但唑来膦酸 4mg 组至首次病理性骨折的时间显著长于安慰剂组（四分位数为 238 天 vs. 161 天；$P=0.031$）。同样，唑来膦酸 4mg 组至首次椎体骨折以及放疗的时间也显著长于安慰剂组（$P=0.05$）。由于本研究中患者的生存时间较短（约 6 个月），因此在至首次 SREs 时间分析中，死亡也被作为事件之一。结果与既往报道相似：唑来膦酸 4mg 组的至首次事件的中位时间（不包括 HCM，包括死亡）为 136 天，安慰剂组为 93 天（$P=0.039$）。唑来膦酸 4mg 组与安慰剂组相比，显著降低发生 SREs 的风险 31%（包括 HCM，风险比为 0.693；95% CI 为 0.542～0.886；$P=0.003$）；NSCLC 降低 32%；肾细胞癌（RCC）降低 58%——从多事件分析的角度显示所有研究终点的证据均显示唑来膦酸可以带来临床利益。

（三）唑来膦酸治疗的其他相关研究

一项回顾性研究显示，骨转移确诊时即接受唑来膦酸治疗的患者发生骨折（SREs 严重临床表现）的风险远小于延迟治疗的患者，且治疗时间越长，骨折风险越低。另一项研究中，对 NSCLC 患者在出现 SREs 症状前使用唑来膦酸治疗，结果显示可延缓至首次 SREs 时间 80 天以上，显著降低 SREs 风险达 32%（$P=0.016$）[10]。

唑来膦酸盐是目前全球唯一获批的具有肺癌骨转移适应证的双膦酸盐。

（四）双膦酸盐治疗肺癌骨转移所致的高钙血症（HCM）

> **治疗肺癌骨转移所致的高钙血症（HCM）**
> 对由肺癌骨转移所致的高钙血症，推荐使用双膦酸盐。
> **证据级别：Ⅱ；推荐级别：B**

证据 1：回顾性分析 95 篇文献[11]显示：治疗骨转移引起的高钙血症，双膦酸盐组优于对照组。

Ross 等在 2003 年发表的对 1966—2001 年间 95 篇文献进行了 Meta 分析，这些研究的目标人群为乳腺癌和多发性骨髓瘤引起的高钙血症患者，绝大部分研究结果支持双膦酸盐可以降低 SREs 的发生比率（图 3-1）。

证据 2：JCO 2001[12]：治疗肺癌骨转移所致的高钙血症，唑来膦酸优于帕米膦酸。

对两项临床研究进行了回顾性分析，唑来膦酸 4mg、8mg 和帕米膦酸 90mg 三组高钙血症患者中肺癌患者比例最高，约为 1/3（表 3-1）。唑来膦酸 4mg、8mg 组在第 4、7、10 天总体反应率均更高于

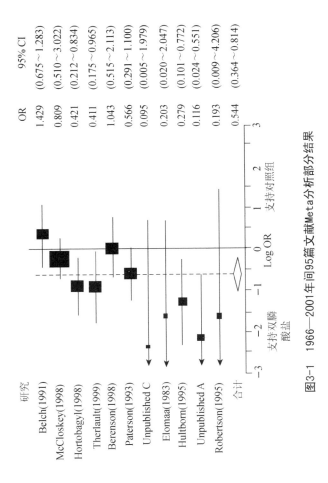

图3-1 1966—2001年间95篇文献Meta分析部分结果

表 3-1　唑来膦酸和帕米膦酸治疗高钙血症的回顾性分析

原发癌症部位	唑来膦酸 4mg (n=86)		唑来膦酸 8mg (n=90)		帕米膦酸 90mg (n=99)		总计 (n=275)		Retreatment 治疗 8mg 唑来膦酸 (n=69)	
	患者	%	患者	%	患者	%	患者	%	患者	%
肺	15	17.4	25	27.8	23	23.2	63	22.9	18	26.1
乳腺	22	25.6	14	15.6	15	15.2	51	18.5	11	15.9
多发性骨髓瘤	9	10.5	5	5.6	9	9.1	23	8.4	8	11.6
头颈部	9	10.5	9	10	12	12.1	30	10.9	8	11.6
肾	9	10.5	10	11.1	11	11.1	30	10.9	8	11.6
不知	2	2.3	1	1.1	4	4	7	2.5	2	2.9
血液	9	10.5	7	7.8	7	7.1	23	8.4	5	2.9
其他	11	12.8	19	21.1	18	18.2	48	17.5	9	13

帕米膦酸 90mg 组，维持时间也更长。

证据 3：Heidenreich A[13] 对伊班膦酸治疗肿瘤导致高钙血症进行研究结果发现：伊班膦酸单次注射，0.2～2mg 组 20 例，2～6mg 组 125 例，0.6～2mg 组 151 例，2 天后降低肿瘤导致高钙血症患者的血钙水平，注射后 5 天达到最大降低程度。

证据 4：Pecherstorfer M[14] 比较了伊班膦酸盐与帕米膦酸在治疗肿瘤导致的高钙血症的差别，结果发现两者具有相当的疗效，但对血清蛋白结合钙（CSC）高的患者，伊班膦酸的疗效优于帕米膦酸。

（五）治疗肺癌骨转移所致的疼痛

治疗肺癌骨转移所致的疼痛

1. 对由肺癌骨转移所致的骨疼痛，建议使用双膦酸盐，也可以和镇痛药、化疗、放疗合并使用。**（证据级别：Ⅱ；推荐级别：A）**

2. 对严重骨疼痛病例可考虑试用伊班膦酸负荷剂量治疗。**（证据级别：Ⅲ；推荐级别：B）**

3. 同时也应强调：双膦酸盐不能取代现有标准的骨转移疼痛治疗。**（证据级别：Ⅱ；推荐级别：A）**

证据 1：JCO 1998[15] 总结了氯屈膦酸用于疼痛治疗的 2 项研究，一项为 1992 年 Ernst[16] 报告的 24 例交叉对照的试验研究，另一项为 1995 年 Robertson[17] 报告的 55 例的研究，结果显示双膦酸盐可以减少疼痛的发生或减轻症状（表 3-2）。

表 3-2 氯屈膦酸用于骨转移疼痛治疗的 2 项研究结果

作者/时间	患者数	药物	常规剂量和用药途径、方法	疼痛
Ernst[16]/1992	24 交叉	氯屈膦酸	静脉滴注600mg 单次	级别 I 有效
Robertson[17]/1995	55	氯屈膦酸	口服 1.6g/d	级别 I 有效

证据 2：国内发表文章主要涉及氯屈膦酸和帕米膦酸，结果同样显示双膦酸盐具有较好的镇痛效果。但大多病例数较少，且为非随机对照研究（表 3-3）。

表 3-3 国内发表的双膦酸盐治疗癌痛的报告

作者	报告例数	镇痛有效率%
万冬桂等[18]	63	77.7
胡允平等[19]	12	91.7
王琳等[20]	43	52.1
陈映霞等[21]	74	85.7
李文举等[22]	80	81.7
张永强等[23]	12	75.8
李金瀚等[24]	66	87.9
总计	350	78.9

证据 3：Dimitroulis A 等[25-26]研究设计为开放性非随机对照的前瞻性研究，患者接受伊班膦酸 6mg 静脉滴注 30min（n＝24），或 4mg 每天口服（n＝4）。入选患者为已确诊骨转移的肺癌患者（n＝28），其中 NSCLC 患者 21 例，SCLC 者 7 例。研究发现所有患者 6 周内骨疼痛缓解，生活质量改善；11 周内骨疼痛降至基线水平以下，研究期间持续低于基线水平；4 周后 22 例患者接受骨闪烁描记法检查，发现骨转移病灶减少。

（六）骨代谢生物化学标记

骨代谢的生物化学标记

尽管现有的资料显示骨生化指标对双膦酸盐治疗的患者选择监测有一定帮助，但目前不推荐使用骨溶解的骨代谢生化标记来监测使用双膦酸盐。

证据级别：Ⅱ；推荐级别：B

目前主要用于骨溶解的无机生化指标为尿钙；有机成分有很多种，包括甲状旁腺激素、交叉连接胶原蛋白、多肽结合的 Ⅰ 型胶原蛋白等，应用较多的为 N 端胶原蛋白。一般认为，骨生化标记物可预测疾病进展、SREs 风险和生存预后，一项回顾性研究显示，基线 NTX 和骨特异性碱性磷酸酶水平高的 NSCLC 患者，其首次 SREs、疾病进展和死亡风险显著高于骨生化标记物水平低的患者[10]。

2004 年《Cancer》发表的一篇关于 011 后续研究的长期观察，报告了骨代谢的生化标记和治疗之间的相关情况[27]。试验中安慰剂组 NTX 一直处在较高的水平，而接受唑来膦酸治疗的两组 1 个月后 NTX 则迅速下降，并且一直维持在一个较低的水平。然而，虽然在治疗组与安慰剂组之间 NTX 的下降程度不同，但是 NTX 下降并不意味着患者不会发生 SREs，不能对治疗起到指导作用，因此，我们目前还不能使用此指标预测患者是否会出现 SREs（图 3 - 2）。

证据：唑来膦酸治疗 NSCLC 骨转移的Ⅲ期临床研究（011 研究[9]）。

骨重吸收的生物化学标记可帮助发现那些可能继续受益的患者，尤其骨的高吸收率似乎是对双膦酸盐耐药的因素[28]。骨重吸收标记物，如 NTX 和 CTX 也显示是检测骨转移严重程度和范围、对双膦酸盐的反应（SREs 或骨痛）的有效工具。但是目前的证据并不足以支持，骨标志物单独作为骨转移治疗疗效的评价指标。

最近的回顾性临床试验结果显示骨吸收及骨形成标记物的升高与骨疼痛及骨转移程度相关。高 NTX 肺癌骨转移患者与低水平 NTX 患者相比有更高的发生 SREs 及死亡的风险。一项回顾性研究提示，与安慰剂相比，使用唑来膦酸可以改善高 NTX 肺癌患者生存率（图 3 - 3）。这些研究提示骨标记物可能有助于骨相关疾病的诊断，协助评估治疗反应

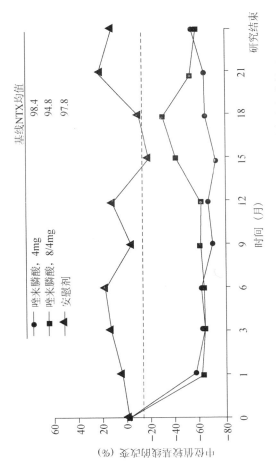

图3-2　011后续研究长期观察的骨代谢生化标记和治疗之间的相关情况

和判断疾病进展[29]。

　　国内目前已经开展的多中心 BLEST 和 ZEST 试验，旨在收集中国 NSCLC 骨转移患者的双膦酸盐治疗现状和 NTX 检测评估，并且前瞻性的研究双膦酸盐治疗 3 个月时 NTX 水平下降者与继续升高者之间 SREs 发生和预后的比较。这两项研究已发表的数据证明，NTX 升高与 SREs 风险有相关性趋势，但没有统计学意义（图 3 - 4），而与 NTX 持续升高的患者相比，NTX 恢复正常的患者其生存时间显著延长（>19 个月 $vs.$ 15.6 个月，$P=0.04$）；接受双膦酸盐治疗的患者 NTX 水平明显下降，且显著降低了 SREs 风险（22.0% $vs.$ 38.6%，$P=0.01$）[30-32]。

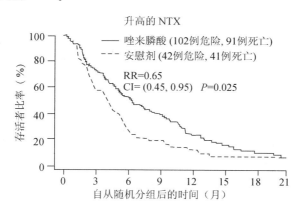

图 3 - 3　一项回顾性研究结果

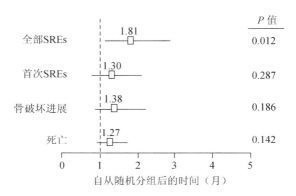

图3-4 唑来膦酸治疗患者的相对风险

（七）治疗中的不良反应及监测

用药过程的监测

1. 对于血清肌酐＜3mg/dl的患者不需调整剂量。
2. 应避免滴注过快。
3. 建议所有患者均应定期（3～6个月）监测尿蛋白，如24h尿蛋白＞500mg应考虑停药直到患者肾功能恢复正常。

证据级别：Ⅱ；推荐级别：A

双膦酸盐的主要不良反应包括：滴注时出现的发热、骨疼痛等流感样症状（flu-like symptoms）、肾功能损害和颌骨坏死（osteonecrosis of the jaw，ONJ）等[33]。

对于肺癌骨转移患者，化学治疗是主要的治疗手段之一。而化疗方案多以含铂类方案为主，因此，专家组认为定期监测肾功能非常重要。James R Berenson 在双膦酸盐应用的肾监测指南中指出，首次注射使用双膦酸盐前 7～10 天应进行血肌酐的监测，以作为基线，以后每次注射前应复查。当血肌酐升高超过基线水平的 50%，或者正常基线血肌酐水平者升高 ≥0.5mg/dl（或绝对数值 >1.4mg/dl）或异常基线血肌酐水平者升高 ≥1.0mg/dl，治疗应暂停，直至血肌酐水平恢复到正常值上下 10% 范围内。但是，此过程通常需要数周甚至数月[34-35]。

在双膦酸盐使用过程中尽可能避免或减少使用可能损害肾功能的药物，这包括非甾体抗炎药、沙利度胺、放射性造影剂等。如果不可避免，应在使用双膦酸盐 24h 后使用，以避免出现肾衰竭的问题。

（八）治疗间期

用药过程的监测

目前尚无足够的临床研究，建议对于开始使用双膦酸盐的患者，应持续用药直到患者的一般情况（PS）显著下降或患者不能耐受，但一般情况下应不少于 6 个月。

证据级别：专家共识；推荐级别：专家共识

在中国的一项对照研究中，311 例 NSCLC 患者分别接受唑来膦酸≥6 次治疗（n＝109），或唑来膦酸＜6 次治疗（n＝204），所有患者接受标准化疗和其他治疗，结果显示：长期使用唑来膦酸的患者生存期显著延长（385 *vs.* 275 天，P＝0.002）。因此，研究结果提示，延长唑来膦酸的治疗时间可能取得更好的生存获益[36]。

（九）双膦酸盐的抗肿瘤作用

一些研究中，双膦酸盐在肺癌骨转移患者中显示出抗肿瘤作用。2012 年 Giorgio Vittorio Scagliotti 等的一项随机对照研究中，对 NSCLC 和 SCLC 患者给予地诺单抗（120mg，皮下滴注）或唑来膦酸（4mg，静脉滴注）每月 1 次治疗，结果发现地诺单抗在延长肺癌患者的总生存时间（OS）上略有优势（8.9 *vs.* 7.7 个月，P＝0.01）。亚组分析进一步发现，地诺单抗在 SCLC 治疗中与唑来膦酸疗效相当，而在 NSCLC 治疗中，仅鳞癌患者的疗效优于唑来膦酸。安全性方面，与唑来膦酸相比，地诺单抗的 3～4 级低钙血症发生率更高，ONJ 发生率为 0.8%[37]。

表皮生长因子受体（EGFR）突变型肺癌是 NSCLC 中的一个特殊类型，这种肺癌的癌细胞依靠"EGFR 通路"维持生长、增殖和转移等生物学行为，这类患者可以从 EGFR-酪氨酸激酶抑制剂（TKI）治疗中获益。一项回顾性的队列研究发现：EGFR 突变的 NSCLC 患者对比野生型患者出现骨转移的比例相似，患者出现首次 SREs 时间和频率与野生型相似，但 EGFR 突变型患者合并骨转移的生存期明显长于野生型骨转移的患者[38]。作者由此认为尽管预防 NSCLC 患者骨转移导致的 SREs 对所有类型的 NSCLC 患者同样重要，但是鉴于 EGFR 突变阳性骨转移患者的生存期明显长，使用唑来膦酸或地诺单抗对这类患者的 SREs 更有意义。中国的一项回顾性研究中，入选 2008—2013 年的 EGFR 突变阳性的晚期 NSCLC 患者，其中 62 名骨转移患者，分组给予酪氨酸激酶抑制剂 （n=71） 或双膦酸盐联合酪氨酸激酶抑制剂 （n=43），评估两种治疗方案对无病生存时间 （DFS） 和 OS 的影响，结果联合治疗组的 DFS 和 OS 显著优于单独治疗组 （DFS：15 *vs.* 7 个月，*P*= 0.001；OS：23 *vs.* 10 个月，*P*=0.001)[39]。这也为 EGFR 突变的 NSCLC 患者的治疗提供了一个新的思路。

参考文献

[1] Katakami N，Kunikane H，Takeda K，et al. Prospective Study on the Incidence of Bone Metastasis (BM) and Skeletal-Related Events (SREs) in Patients (pts) with Stage ⅢB and Ⅳ Lung Cancer—CSP-HOR 13. J Thorac Oncol，2014，9：231 - 238.

[2] Ichinose Y，Hara N，Ohta M，et al. Preoperative examination to detect distant metastasis is not advocated for asymptomatic patients with stages 1 and 2 non-small cell lung cancer. Chest，1989，96 (5)：1104 - 1109.

[3] Michel F，Soler M，Imhof E，et al. Initial staging of non-small cell lung cancer：value of routine radioisotope scanning. Thorax，1991，46 (7)：469 - 473.

［4］ ASCO. Clinical practice guidelines for the treatment of un-resectable non-small-cell lung cancer. J Clin Oncol，1997，15（8）：2996－3018.

［5］ Crippa F，Seregni E，Agresti R，et al. Bone scintigraphy in breast cancer：a ten years follow up study. J Nucl Biol Med，1993，37（2）：57－61.

［6］ Schirrmeister H，Glatting G，Hetzel J，et al. Prospective evaluation of the clinical value of planar bone scans，SPECT，and 18F-Labeled NaF PET in newly diagnosed lung cancer. J Nucl Med，2001，42（12）：1800－1804.

［7］ Saad F，Lipton A. Clinical benefits and considerations of bisphosphonate treatment in metastatic bone disease. Semin Oncol，2007，34（6 Suppl 4）：S17－23.

［8］ Tsuya A，Kurata T，Tamura K，et al. Skeletal metastases in non-small cell lung cancer：a retrospective study. Lung Cancer，2007，57（2）：229－232.

［9］ Rosen LS，Gordon D，Tchekmedyian S，et al. Zoledronic Acid Versus Placebo in the Treatment of Skeletal Metastases in Patients With Lung Cancer and Other Solid Tumors：A Phase III，Double-Blind，Randomized Trial—The Zoledronic Acid Lung Cancer and Other Solid Tumors Study Group. J Clin Oncol，2003，21（16）：3150－3157.

［10］ Langer C，Hirsh V. Skeletal morbidity in lung cancer patients with bone metastases：demonstrating the need for early diagnosis and treatment with bisphosphonates. Lung Cancer. 2010，67（1）：4－11.

［11］ Ross JR，Saunders Y，Edmonds PM，et al. A Systemic review of the role of Bisphosphonates in metastatic disease. Health Technology Assessment，2004，8（4）：1－

176.

[12] Major P, Lortholary A, Hon J, et al. Zoledronic acid is superior to pamidronate in the treatment of hypercalcemia of malignancy: a pooled analysis of two randomized, controlled clinical trials. J Clin Oncol, 2001, 19 (2): 558 - 567.

[13] Heidenreich A, Ohlmann CH. Ibandronate: its pharmacology and clinical efficacy in the management of tumor-induced hypercalcemia and metastatic bone disease. Expert Rev Anticancer Ther, 2004, 4 (6): 991 - 1005.

[14] Pecherstorfer M, Steunhauer EU, Rizzoli R, et al. Efficacy and safety of ibandronate in the treatment of hypercalcemia of malignancy: a randomized multicentric comparison to pamidronate. Supp. Care Cancer, 2003, 11 (8): 539 - 547.

[15] Bloomfield DJ. Should bisphosphonates be part of the standard therapy of patients with multiple myeloma or bone metastases from other cancers? An evidende-based review. J Clin Oncol, 1998, 16 (3): 1218 - 1225.

[16] Ernst SD, MacDonald N, Paterson A, et al. A double blind, crossover trial of intravenous clodronate in metastatic bone pain. J Pain Symptom Manage, 1992, 7 (1): 4 - 11.

[17] Robertson AG, Reed NS, Ralston SH. Effect of oral clodronate on metastatic bone pain: A double blind, placebo controlled study. J Clin Oncol, 1995, 13 (9): 2427 - 2430.

[18] 万冬桂, 李佩文, 贾立群, 等. 博宁预防乳腺癌骨转移疼痛的临床观察. 中国肿瘤临床, 2002, 29 (1): 68 - 69.

[19] 胡允平，潘祖玉，缪承禧，等. 骨膦胶囊治疗恶性肿瘤骨转移. 中国新药与临床杂志，1998，17（1）：52-53.

[20] 王琳，秦叔逵，陈映霞，等. 国产因卡膦酸二钠治疗骨转移癌疼痛的 II 期临床试验. 临床肿瘤学杂志，2003，8（3）：204-207.

[21] 陈映霞，秦叔逵，王琳，等. 依班膦酸钠治疗骨转移癌疼痛的随机对照临床研究. 临床肿瘤学杂志，2002，7（1）：50-51.

[22] 李文举，周美珍，许佩珉. 骨膦治疗恶性肿瘤溶骨性转移骨痛 47 例临床报告. 中国肿瘤临床与康复，1999，6（1）：84-85.

[23] 张永强，伍建宇，赵云博，等. 帕米膦酸二钠治疗恶性肿瘤骨转移疼痛. 中国新药杂志，1999，8（6）：394-396.

[24] 李金瀚，李卫东，李黎波，等. 骨膦在恶性肿瘤骨转移中的应用. 第一军医大学学报，1996，16（4）：341-342.

[25] Dimitroulis A. Lung Caner: In The New Millennium, San Diego, 2006.

[26] Pendharker D, Goyal H. Loading dose ibandronate in rapid pain management of metastatic bone disease (MBD). J Clin Oncol, 2006, 24 (18s): 18-80.

[27] Rosen LS, Gordon DH, Tchekmedyian NS, et al. Long-Term Efficacy and Safety of Zoledronic Acid in the Treatment of Skeletal Metastases in Patients with Nonsmall Cell Lung Carcinoma and Other Solid Tumors. Cancer, 2004, 100 (1): 2613-2621.

[28] Body JJ. Bisphosphonates for malignancy-related bone disease: current status, future developments. Support Care Cancer, 2006, 14 (5): 408-418.

[29] Hirsh V, Major PP, Lipton A, et al. Zoledronic acid and

survival in patients with metastatic bone disease from lung cancer and elevated markers of osteoclast activity. J Thorac Oncol, 2008, 3 (3): 228 - 236.

[30] Wu YL, Zhang L, Zhou C, et al. A muti-center, prospective study on the efficacy and safety of biophosphonate in non-small cell lung cancer patients with bone metastases at diagnosis. WCLC, 2011: abstract 041. 05.

[31] Wu YL, Zhang L, Zhou C, et al. Muti-center observational study on the diagnosis of non-small cell lung cancer bone metastasis and the efficacy and safety of bisphosphates treatment. ESMO, 2012: abstract 926.

[32] Lu S, Zhang L, Wu YL, et al. An observation study on the efficacy and safety of Zoledronic Acid in non-small cell lung cancer patients with bone metastases with high uN-TX at diagnosis. J Clin Oncol, 2011, 29 (Suppl): abstr e19541.

[33] Mehrotra B. Safety profile of intravenous bisphosphonates. Semin Oncol, 2007, 34 (suppl 4): S24 - S27.

[34] Berenson JR, Hillner BE, Robert A, et al. American Society of Clinical Oncology Clinical Practice Guidelines: The Role of Bisphosphonates in Multiple Myeloma. J Clin Oncol, 2002, 20 (17): 3719 - 3736.

[35] Berenson JR. Recommendations for Zoledronic Acid Treatment of Patients with Bone Metastases. Oncologist, 2005, 10 (1): 52 - 62.

[36] Song Z, Zhang Y. Zoledronic acid treatment in advanced non-small cell lung cancer patients with bone metastases. Med Oncol, 2014, 31 (4): 898.

[37] Scagliotti GV, Hirsh V, Siena S, et al. Overall Survival

Improvement in Patients with Lung Cancer and Bone Metastases Treated with Denosumab Versus Zoledronic Acid. J Thorac Oncol，2012，7：1823-1829.

[38] Hendriks LE，Smit EF，Vosse BA，et al. EGFR mutated non-small cell lung cancer patients：more prone to development of bone and brain metastases. Lung Cancer，2014，84（1）：86-91.

[39] Wong YS. BisphosphonatesI cooperate with tyrosine kinase ineibitors in advanced EGFR mutation positive non-small cell lung cancer：a retrospective study. Taipel，Taiwan：ACOS，May 3，2014，oral presentation.

第4章

前列腺癌骨转移及骨相关
疾病临床诊疗专家共识

执笔　马建辉[1]　寿建忠[1]

1. 中国医学科学院肿瘤医院

一、概述

在前列腺癌疾病的发展过程中，至少有 65%～75% 的患者将发生骨转移。在死于前列腺癌的患者中，有 85%～100% 存在骨转移[1-2]。前列腺血管与椎静脉丛（Batson 丛）有广泛的交通，因此，前列腺癌的骨转移好发于脊椎、骨盆、肋骨和长骨近端等部位，以中轴骨转移为主，且往往表现为多灶性转移[2]。95% 前列腺癌骨转移病灶是成骨性病变，5% 为混合性病灶，单纯溶骨性转移很少见[3]。前列腺癌骨转移可导致患者骨痛、病理性骨折等骨相关事件（SREs）的发生。前列腺癌多为老年患者，该人群本身就有骨密度下降趋势。去势治疗（androgen deprivation therapy，ADT）将进一步导致骨质疏松症的发生率增加，骨折的危险性增加。Beebe-Dimmer 等[4]对美国国家癌症登记、监督、流行病学数据库中 1996—2003 年 80 844 例前列腺癌病例资料进行队列分析结果显示：ADT 会增加骨折的风险。ADT 时间越长，骨折发生率越高。该研究设定没有接受 ADT 患者的骨折相对危险度为 1，药物去势 1～5 个月，无骨转移患者骨折的相对危险度为 1.21，有骨转移患者骨折的相对危险度为 1.22；药物去势 6～17 个月，无骨转移患者骨折的相对危险度为 1.31，有骨转移患者为 1.48；药物去势 ≥18 个月，无骨转移患者骨折的相对危险度为 1.66，有骨转移患者为 1.99；无骨转移患者手术去势后骨折的相对危险度为 1.62，有骨转移患者骨折为 1.54。骨折患者死亡的风险是无骨折患者的 2 倍。SREs 的发生不仅增加了治疗费用，也严重影响患者的生活质量，甚至降低生存率。我们根据国内外研究的最新进展，参考美国国家综合癌症网络[5]和欧洲泌尿外科协会[6]以及中华泌尿外科学会制订的《前列腺癌诊治指南》[7]对《前列腺癌骨转移临床诊疗专家共识》（2010 版）进行了修订，制订了《前列腺癌骨转移及骨相关疾病临床诊疗专家共识》（2014 版）。所推荐的治疗方案具有Ⅲ级以上证据水平。

二、前列腺癌骨转移的临床表现

绝大多数前列腺癌骨转移患者无骨转移相关临床表现，仅有少数骨转移患者出现骨痛、病理性骨折、肢体活动障碍、脊髓压迫和高钙血症（校正后血清钙浓度≥2.7mmol/L）等。患者通常在确诊前列腺癌骨转移后的 10 个月左右出现首次 SREs[8]，急性 SREs 可能严重影响患者的生活质量（quality of life，QOL）[9]。合并病理性骨折的前列腺癌患者的生存期较短[10]。伴有中度至重度高钙血症（校正后血清钙＞3.0mmol/L）的患者可出现致死性心律失常和肾衰竭。

三、前列腺癌骨转移的诊断

（一）前列腺癌骨转移的高危因素

初诊的前列腺癌患者具有以下任何一项指标均可视为骨转移的高危人群[6,11]（证据推荐级别Ⅱb）：① 伴有骨痛或病理性骨折；② 前列腺特异性抗原（PSA）≥10 ng/ml；③ 碱性磷酸酶升高；④ 高钙血症；⑤ Gleason 评分≥8 分；⑥ 临床分期≥T3 期。

（二）诊断方法

1. ^{99m}Tc-MDP 全身骨显像 是诊断骨转移的首选检查方法，^{99m}Tc-MDP 全身骨显像的阳性率与 PSA 水平、临床分期、Gleason 评分密切相关[6]。文献报道 ECT 检查有 2%～19.2%的假阳性率和 8%～12%的假阴性率[12-14]，^{99m}Tc-MDP 全身骨显像阴性判断是否有骨转移的准确性为 85%～100%[6]。因此，绝大多数专家意见并没有把 ^{99m}Tc-MDP 全身骨显像作为前列腺癌患者常规检查项目，而是选择具有骨转移高危因素的患者进行检查。对 ^{99m}Tc-MDP 全身骨显像检查发现放射性浓聚或稀疏病灶区，特别是孤立性骨病灶或少见骨转移部位的骨病灶部位需进行 X 线、MRI 或 CT 检查证实是否存在骨质破坏征象，如有则可以确定骨转移；如无骨质破坏征象，也不能除外骨转移，需定期随诊检查，以帮助临床诊断或除外骨转移。必要时需骨穿刺活检确诊。

99

^{99m}Tc-MDP 全身骨显像检查适应证：具有任何 1 项前列腺癌骨转移高危因素的患者。应进行^{99m}Tc-MDP 全身骨显像检查（推荐级别 A）[5-6,11]。

2．X 线平片　骨 X 线平片诊断骨转移病灶常比 ECT 晚 3～6 个月发现，故骨 X 线平片诊断骨转移的灵敏性低，不作为前列腺癌患者的常规检查项目。但 X 线平片诊断骨转移的特异性高，可以作为确认骨折、骨质破坏的检查方法。

X 线平片检查适应证：① ^{99m}Tc-MDP 全身骨显像检查发现的骨质异常需要进行进一步确认的患者；② 需要判断是否有骨折或骨质破坏程度，评价病理性骨折的风险的患者[15]。

3．CT 和 MRI 检查　适应证：① ECT 检查骨质异常患者的确证性检查方法，尤其是对^{99m}Tc-MDP 全身骨显像检查提示为孤立性骨转移病灶的患者，需行骨病灶部位 CT 和 MRI 检查；② 伴有脊柱神经压迫症状的患者，可首选 MRI 检查。

4．PET 或 PET-CT 检查　不作为骨转移患者常规检查项目。适应证：对怀疑多器官转移患者可考虑做 PET 或 PET-CT 检查。

5．骨穿刺活检　骨穿刺活检为有创性检查，对前列腺原发病灶有病理检查结果，^{99m}Tc-MDP 全身骨显像发现多发骨转移，影像学检查也伴有骨质破坏的患者，不必常规进行骨穿刺活检。

骨穿刺活检适应证：① 对^{99m}Tc-MDP 全身骨显像检查发现的孤立性骨病灶，怀疑为骨转移，但影像学检查没有骨质破坏征象的患者。需通过骨穿刺活检病理检查确定是否有骨转移。② 没有进行过前列腺原发病灶或转移病灶病理检查，且已经接受过内分泌治疗失败的去势复发性前列腺癌（castration-recurrent prostate cancer，CRPC）［或称去势抵抗性前列腺癌（castration-resistant prostate cancer，CRPC）］，影像学检查结果提示有骨转移的患者，在进行化疗或放疗前需要有病理证实。

四、转移性前列腺癌的治疗（图 4 - 1）

（一）激素敏感型前列腺癌的治疗[5-7]

1. 一线内分泌治疗

（1）双侧睾丸切除术（证据级别 Ⅰ，推荐级别 A）

（2）促性腺激素释放激素激动剂（证据级别 Ⅰ，推荐级别 A）

（3）促性腺激素释放激素激动剂＋抗雄激素治疗（证据级别 Ⅰ，推荐级别 A）

（4）促性腺激素释放激素拮抗剂（证据级别 Ⅰ，推荐级别 A）

2. 二线内分泌治疗[5-7]

（1）抗雄激素药物：① 加用抗雄激素药物：对于采用单一去势（手术或药物）治疗的患者，加用比卡鲁胺或氟他胺；② 停用抗雄激素药物：对于采用联合雄激素阻断治疗的患者，停用比卡鲁胺或氟他胺 4～6 周后，约 1/3 的患者出现"抗雄激素撤除综合征"，PSA 下降＞50％平均有效 4 个月；③ 抗雄

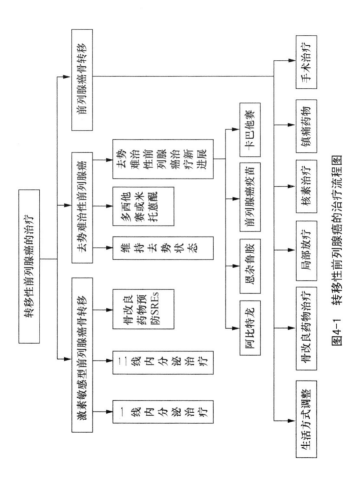

图4-1 转移性前列腺癌的治疗流程图

激素药物互换：比卡鲁胺与氟他胺相互替换，少数患者仍能获益。

（2）酮康唑

（3）类固醇

（4）己烯雌酚或其他雌激素

（二）去势复发性前列腺癌治疗[5-7]

1. 维持去势状态

2. 多西他赛（证据级别Ⅰ，推荐级别 A）

3. 米托蒽醌（证据级别Ⅰ，推荐级别 A）

4. 去势复发性前列腺癌治疗药物新进展[5-6]　　① 阿比特龙（治疗多西他赛治疗失败的 CRPC，证据级别Ⅰ）；② 雄激素受体抑制剂（恩杂鲁胺）（证据级别Ⅰ）；③ 前列腺癌疫苗（治疗无症状 CRPC，证据级别Ⅰ）；④ 卡巴他赛（治疗多西他赛治疗失败CRPC，证据级别Ⅰ）。

ADT 可加速骨质丢失，引起骨质疏松。内分泌治疗联合双膦酸盐类药物可保护患者骨健康，降低激素敏感型前列腺癌 SREs 的发生率（证据级别Ⅰb）[16-23]。有研究证实应用双膦酸盐类药物可以提高前列腺癌骨转移患者的总体生存率[24]。因此推荐双膦酸盐类药物治疗激素敏感型前列腺癌骨转移（推荐级别 A）。对于已出现脊髓压迫症状但未瘫痪的患者，建议对骨病变进行放射治疗的同时进行内分泌治疗；而对已发生病理性骨折的患者，在开始内分泌治疗后，可考虑手术复位固定[25]。

以多西他赛为基础的化疗方案可以延长 CRPC

患者的生存时间[26-29]。推荐对于 CRPC 患者，可以采用以多西他赛为主的一线化疗方案（推荐级别 A）。

（三）前列腺癌骨转移的治疗

1. 生活方式调整

（1）饮食方面：对无高钙血症的患者建议进食高钙食物（如乳品、绿叶蔬菜）和（或）补充钙剂，每日钙摄入量约 1200mg。在补充钙的同时，建议患者可通过每天日晒 15～30min、进食富含维生素 D 的食物（如富含脂类的鱼、油、肝、强化乳品和谷类）补充每日维生素 D 的摄入量或补充维生素 D（400～800 IU/d）。

（2）加强锻炼：可根据健康状态和年龄选择适当的负重性体力锻炼，以增强骨骼和肌肉的强度。

（3）改变不良生活习惯：如戒烟、降低饮酒量、避免咖啡因摄入。

2. 骨改良药治疗

（1）双膦酸盐类药物治疗：双膦酸盐可有效预防或延缓 CRPC 骨转移引起的 SREs（证据级别 Ⅰb）[30-31]，推荐对 CRPC 骨转移的患者，在其他方案治疗的同时加用双膦酸盐药物（推荐级别 A）。

（2）骨改良药研究进展：① 地诺单抗；② 氯化镭-223。

2011 年 Fizazi 等[32]在《柳叶刀》杂志上发表的一项多中心、随机、双盲、Ⅲ期临床研究显示，在 CRPC 骨转移患者中，地诺单抗预防 SREs 优于唑来膦酸。该研究中，39 个国家 342 个中心共有 1901 例转移性 CRPC 患者纳入疗效分析。结果显示，与唑来膦酸组（4mg，静脉滴注，每 4 周 1 次）相比，地诺单抗组（120mg，皮下注射，每 4 周 1 次）延迟了首次发生 SREs 的时间，其中位数分别为 17.1 个月和 20.7 个月（$P=0.008$ 优效性检验）。

2012 年 Smith 等[33] 在《柳叶刀》杂志上发表的另一项多中心、随机、双盲、安慰剂对照的Ⅲ期临床研究显示，地诺单抗可能通过改变骨的微环境而延缓前列腺癌发生骨转移。该研究中，30 个国家 319 个中心共入组 1432 例非转移性 CRPC 患者。结果显示，与安慰剂相比，地诺单抗（120mg，皮下注射，每 4 周 1 次）明显延长了患者的无骨转移生存时间 4.3 个月（25.2 个月 *vs.* 29.5 个月，$P=0.028$）。但地诺单抗组与安慰剂组的患者 OS 没有差别（43.9 个月 *vs.* 44.8 个月，$P=0.91$）。而地诺单抗组发生下颌骨坏死（5% *vs.* 0%）及低钙血症（2% *vs.* 1%）的风险高于安慰剂组。

美国 FDA 及欧盟均已批准地诺单抗用于治疗实体瘤合并有骨转移的患者，以预防患者的 SREs。

2013 年 Parker 等[34] 在《新英格兰杂志》上发表了氯化镭-223 治疗 CRPC 患者随机、双盲、多中心Ⅲ期临床研究（alpharadin in symptomatic prostate cancer，ALSYMPCA）。共入组已经接受、不宜接受或拒绝接受多西他赛治疗的 CRPC 患者 921 例，按 2：1 的比例随机分别接受氯化镭-223 治疗或给予安慰剂；治疗组患者给予[223]镭 50kBq/kg，静脉给药，每 4 周注射 1 次 × 6 次。此外，所有患者均接受最佳支持治疗。主要终点是 OS。对 809 例患者进行中期分析结果显示：与安慰剂组患者相比，氯化镭-223 治疗组患者中位 OS 延长 2.8 个月（14.0 个月 *vs.* 11.2 个月，$P = 0.00185$），死亡风险降低 30%，至首次 SREs 时间延迟 5.2 个月（13.6 个月 *vs.* 8.4 个月，$P = 0.00046$），氯化镭-223 能减少疼痛，患者耐受性良好。由于取得明显治疗受益证据，独立数据检查委员会建议提前终止该试验。对全组 921 例患者进行终期分析结果显示：与安慰剂组相比，氯化镭-223 治疗组患者中位 OS 的改善延长至 3.6 个月（14.9 个月 *vs.* 11.3 个月，$P = 0.00007$），死亡风险降低 30.5%，至首次 SREs 时间延迟至 5.8 个月（15.6 个月 *vs.* 9.8 个月，$P < 0.0001$）。不同亚组分层分析显示：无论患者是否接受过多西他赛化疗或双膦酸盐治疗，均可从氯化镭-223 的治疗中获益。

2013 年 5 月 FDA 批准了氯化镭-223 用于治疗晚期伴骨转移的 CRPC 患者，成为近年来 FDA 批准的又一个可延长转移性前列腺癌患者生存期的药物。

地诺单抗和氯化镭-223 在中国上市前的随机对照Ⅲ临床试验正在进行中。

3. 放疗镇痛　体外姑息性局部放疗是前列腺癌骨转移局部镇痛治疗的有效方法，可有效控制前列腺癌的局限性骨痛，使 70% 患者的疼痛缓解。体外照射放疗建议主要治疗前列腺癌单发骨转移和多发骨转移疼痛明显的部位。

4. 核素治疗　是前列腺癌骨转移的一种有效减轻疼痛、改善症状的治疗手段[35]。^{89}Sr 和 ^{153}Sm 两者均被 FDA 批准用于治疗成骨性骨转移，两者治疗前列腺癌骨转移所致的疼痛疗效相似（$60\% \sim 80\%$），但在疼痛缓解时间、毒副作用、重复应用的时间间隔等方面不同。部分患者在接受核素治疗后 2～3 天疼痛加重，往往预示核素治疗有良好的疗效。核素治疗最常见的副作用为骨髓抑制。

5. **镇痛药物**　　镇痛药物治疗是缓解前列腺癌骨转移疼痛的主要方法之一。镇痛药物治疗应遵循 WHO 癌症治疗基本原则进行。首选口服及无创给药途径，依照阶梯给药、按时给药和个体化给药原则，同时注意具体细节[36]。

6. **手术治疗**　　外科手术治疗骨转移的方法主要有固定术、置换术和神经松解术。在前列腺癌骨转移的治疗中，可考虑选择性地用于病理性骨折或脊髓压迫的患者。由于病理性骨折很难愈合，大多数患者在接受放射治疗前需要首先进行内固定手术。而对脊髓压迫的患者，可采用局部放疗（和）或外科减压以及椎体固定术，以避免神经损伤、保存或恢复肢体和膀胱等功能。

参考文献

[1] Coleman RE. Metastatic bone disease: clinical features, pathophysiology and treatment strategies. Cancer Treat Rev，2001，27：165 - 176.

[2] Carlin BI, Andriole GL. The natural history, skeletal complications, and management of bone metastases in patients with prostate carcinoma. Cancer，2000，88：2989 -

2994.

［3］Adami S. Bisphosphonates in prostate carcinoma. Cancer，1997，80：1674 - 1679.

［4］Beebe-Dimmer JL，Cetin K，Shahinian V，et al. Timing of androgen deprivation therapy use and fracture risk among elderly men with prostate cancer in the United States. Pharmacoepidemiol Drug Saf，2012，21：70 - 78.

［5］Mohler JL，Kantoff PW，Amstrong AJ，et al. NCCN Clinical Practice Guidelines in Oncology：prostate cancer- V. 1. 2014，Updates-MS-50.

［6］Mottet N，Bastian PJ，Bellmunt J，et al. Guidelines on Prostate Cancer. European Association of Urology，2014：1 - 172.

［7］那彦群，叶章群，孙颖浩，等. 中国前列腺癌诊治指南 //那彦群，叶章群，孙颖浩，等. 2014版中国泌尿外科疾病诊断治疗指南. 北京：人民卫生出版社，2013：61 - 89.

［8］Villavicencio H. Quality of life of patients with advanced and metastatic prostatic carcinoma. Eur Urol，1993，24 （Suppl 2）：118 - 121.

［9］Berruti A，Dogliotti L，Bitossi R，et al. Incidence of skeletal complications in patients with bone metastatic prostate cancer and hormone-resistant disease. J Urol，2000，164：1248 - 1253.

［10］Oefelein MG，Ricchiuti V，Conrad W，et al. Skeletal fractures negatively correlate with overall survival in men with prostate cancer. J Urol，2002，168（3）：1005 - 1007.

［11］Abuzallouf S，Dayes I，Lukka H. Baseline staging of

newly diagnosed prostate cancer: a summary of the literature. J Urol, 2004, 171: 2122 - 2127.

［12］ Ball JD, Maynard CD. Nuclear imaging in urology. Urol Clin North Am, 1979, 6: 321.

［13］ Roudier MP, Vesselle H, True LD, et al. Bone histology at autopsy and matched bone scintigraphy findings in patients with hormone refractory prostate cancer: the effect of bisphosphonate therapy on bone scintigraphy results. Clin Exp Metastasis, 2003, 20: 171 - 180.

［14］ 范义湘，罗荣城，李贵平，等. 骨显像联合碱性磷酸酶诊断 159 例前列腺癌骨转移. 肿瘤学杂志，2004，10: 340 - 342.

［15］ Rosenthal DI. Radiologic diagnosis of bone metastases. Cancer, 1997, 80（8 Suppl）: 1595 - 1607.

［16］ Bruder JM, Ma JZ, Wing N, et al. Effects of alendronate on bone mineral density in men with prostate cancer treated with androgen deprivation therapy. J Clin Densitom, 2006, 9: 431 - 437.

［17］ Greenspan SL, Nelson JB, Trump DL, et al. Effect of Once-Weekly Oral Alendronate on Bone Loss in Men Receiving Androgen Deprivation Therapy for Prostate Cancer: a randomized trial. Ann Intern Med, 2007, 146: 416 - 424.

［18］ Smith MR, Mcgoverng FJ, Zietman AL, et al. Pamidronate to prevent bone loss during androgen-deprivation Therapy for prostate cancer. N Engl J Med, 2001, 345: 948 - 955.

［19］ Smith MR, Eastham J, Gleason DM, et al. Randomized controlled trial of zoledronic acid to prevent bone loss in

109

men receiving androgen deprivation therapy for nonmeta-
static prostate cancer. J Urol，2003，169：2008 - 2012.

[20] Ryan CW，Huo D，Demers LM，et al. Zoledronic acid
initiated during the first year of androgen deprivation
therapy increases bone mineral density in patients with
prostate cancer. J Urol，2006，176：972 - 978.

[21] Israeli RS，Rosenberg SJ，Saltzstein DR，et al. The
effect of zoledronic acid on bone mineral density in pa-
tients undergoing androgen deprivation therapy. Clin Gen-
itourin Cancer，2007，5：271 - 277.

[22] Michaelson MD，Kaufman DS，Lee H，et al. Random-
ized Controlled Trial of Annual Zoledronic Acid to Pre-
vent Gonadotropin-Releasing Hormone Agonist-Induced
Bone Loss in Men With Prostate Cancer. J Clin Oncol，
2007，25：1038 - 1042.

[23] Smith DC，Tucker JA，Trump DL. Hypercalcemia and
neuroendocrine carcinoma of the prostate：a report of
three cases and a review of the literature. J Clin Oncol.，
1992，10：499 - 505.

[24] Dearnaley DP，Mason MD，Parmar MK，et al. Adjuvant
therapy with oral sodium clodronate in locally advanced
and metastatic prostate cancer：long-term overall survival
results from the MRC PR04 and PR05 randomised con-
trolled trials. Lancet Oncol，2009，10：872 - 876.

[25] DeWald RL，Bridwell KH，Prodromas C，et al. Recon-
structive spinal surgery as palliation for metastatic malig-
nancies. Spine，1985，10：21 - 26.

[26] Tannock IF，Osoba D，Stockler MR，et al. Chemothera-
py with mitoxantrone plus prednisone or prednisone alone

for symptomatic hormone-resistant prostate cancer: a Canadian randomized trial with palliative end points. J Clin Oncol, 1996, 14: 1756 - 1764.

[27] Berry W, Dakhil S, Modiano M, et al. Phase Ⅲ study of mitoxantrone plus low dose prednisone versus low dose prednisone alone in patients with asymptomatic hormone refractory prostate cancer. J Urol, 2002, 168: 2439 - 2443.

[28] Petrylak DP, Tangen CM, Hussain MH, et al. Docetaxel and estramustine compared with mitoxantrone and prednisone for advanced refractory prostate cancer. N Engl J Med, 2004, 351: 1513 - 1520.

[29] Tannock IF, de Wit R, Berry WR, et al. Docetaxel plus prednisone or mitoxantrone plus prednisone for advanced prostate cancer. N Engl J Med, 2004, 351: 1502 - 1512.

[30] Saad F, Gleason DM, Murray R, et al. Zoledronic acid prostate cancer study group. Long-term efficacy of zoledronic acid for the prevention of skeletal complications in patients with metastatic hormone-refractory prostate cancer. J Natl Cancer Inst, 2004, 96: 879 - 882.

[31] Saad F, Gleason DM, Murray R, et al. Zoledronic Acid Prostate Cancer Study Group. A randomized, placebo-controlled trial of zoledronic acid in patients with hormone-refractory metastatic prostate carcinoma. J Natl Cancer Inst, 2002, 94: 1458 - 1468.

[32] Fizazi K, Carducci M, Smith M, et al. Denosumab versus zoledronic acid for treatment of bone metastases in men with castration-resistant prostate cancer: a randomised, double-blind study. Lancet, 2011, 377: 813 -

822.

[33] Smith MR，Saad F，Coleman R，et al. Denosumab and bone-metastasis-free survival in men with castration-resistant prostate cancer：results of a phase 3，randomised，placebo-controlled trial. Lancet，2012，379（9810）：39 - 46.

[34] Parker C，Nilsson S，Heinrich D，et al. Alpha emitter radium-223 and survival in metastatic prostate cancer. N Engl J Med，2013，369（3）：213 - 223.

[35] Pandit-Taskar N，Batraki M，Divgi CR. Radiopharmaceutical therapy for palliation of bone pain from osseous metastases. J Nucl Med，2004，45：1358 - 1365.

[36] 孙燕，李同度，于世英. 癌症疼痛的处理//孙燕. 内科肿瘤学. 北京：人民卫生出版社，2001：224 - 239.

第 5 章

肾癌骨转移临床诊疗专家共识

执笔 马建辉[1] 寿建忠[1]

1. 中国医学科学院肿瘤医院

一、概述

除肺以外，骨骼是肾细胞癌（renal cell carcinoma，RCC）第二常见的转移部位。临床研究结果显示，在 RCC 所有的转移部位中，骨转移占 20％～25％[1]。骨转移可导致 SREs，严重影响患者的生活质量。RCC 患者骨转移后发生 SREs 的概率（74％）高于乳腺癌（64％）、骨髓瘤（51％）和前列腺癌（44％）[2]。RCC 患者 SREs 中高钙血症占 3％～17％，病理性骨折占 30％～40％[3-5]。肾癌骨转移常发生在中轴骨，其中 71％为溶骨性病变，18％为成骨性病变，11％为混合性病变。常见的骨转移部位分别为盆骨（48％）、肋骨（48％）、椎骨（42％）和四肢长骨的末端（40％）等[6-7]。肾癌骨转移常表现为多发性骨转移，孤立性骨转移少见，仅占 1.4％～2.5％[6,8-9]。为了准确诊断和适当治疗 RCC 的骨转移，预防、减少或推迟 SREs 的发生，我们参考国家综合癌症网络[10]、欧洲泌尿外科协会[11]、中华医学会泌尿外科分会[12]的《肾细胞癌诊治指南》等，我们对《肾癌骨转移临床诊疗专家共识》（2010 版）进行了修订。

二、肾细胞癌骨转移的临床表现

RCC 骨转移的患者中，35％～73％的患者有肌肉或骨疼痛症状[5,8-9]，35％～55％的患者碱性磷酸酶升高[3-4]，31％～78％的患者伴有其他器官转移症状[5-9,13]。

三、骨转移的诊断方法

（一）肾癌骨转移的高危因素

初诊的肾癌患者具有以下任何一项指标均可视为骨转移的高危人群：① 肌肉或骨疼痛症状；② 碱性磷酸酶升高；③ 患者体能状态评分＞0（ECOG评分标准）；④ 肿瘤临床分期≥Ⅲ期。

（二）诊断方法

1. ^{99m}Tc-MDP全身骨显像　适应证：① 具有上述任何一项RCC骨转移高危因素的患者[8-12]，推荐进行ECT检查（推荐分级A）；② 伴有高钙血症的RCC患者也应进行ECT检查[14]。

2. X线平片　对ECT检查发现放射性稀疏病灶区进行X线检查，以帮助临床诊断是否有骨转移；也可根据骨质破坏程度评价病理性骨折的风险。当骨病变破坏超过50％的骨皮质，易发生病理性骨折[15]。骨X线平片诊断骨转移病灶常比ECT晚3～6个月发现，故骨X线平片诊断骨转移的灵敏性低，不作为肾癌患者的常规检查项目。

X线平片检查适应证：① ^{99m}Tc-MDP全身骨显像检查发现的骨质异常需要进行进一步确认的患者；② 需要判断是否有骨折或骨质破坏程度，评价病理性骨折风险的患者。

3. CT 和 MRI 检查　适应证：① ECT 检查阳性患者的确证性检查方法，尤其是对 ^{99m}Tc-MDP 全身骨显像检查提示为孤立性骨转移病灶者，需行骨病灶部位 CT 和 MRI 检查；② 伴有脊柱神经压迫症状的患者，可首选 MRI 检查。

4. PET 或 PET-CT 检查　不作为骨转移患者常规检查项目。适应证：对怀疑多器官转移患者可考虑做 PET 或 PET-CT 检查。

5. 骨穿刺活检　为有创性检查，对已有肾原发病灶或转移病灶病理检查结果，^{99m}Tc-MDP 全身骨显像发现多发骨转移，影像学检查也伴有骨质破坏的患者，不必常规进行骨穿刺活检。

适应证：① 对 ^{99m}Tc-MDP 全身骨显像检查发现的孤立性骨病灶，怀疑为骨转移，但影像学检查没有骨质破坏征象的患者，需通过骨穿刺活检病理检查确定是否有骨转移；② 没有进行过肾原发病灶或转移病灶的病理检查，影像学检查结果又提示骨转移的患者，在进行化疗或放疗前需要有病理证实。

四、转移性肾癌的治疗

转移性肾癌（metastasised renal cell carcinoma，mRCC）应进行以内科为主的综合治疗。既往以高剂量 IL-2、IFN-α、吉西他滨、5-氟尿嘧啶（5-Fu）等为一线治疗方案治疗 mRCC，阿霉素用于癌组织中有肉瘤样分化的肾非透明细胞癌患者。化疗的有效率较低。

2005 年起 FDA 已经陆续批准了 8 种靶向治疗方案用于 mRCC 患者的一线或二线治疗。包括酪氨酸激酶机制剂（tyrosine kinase inhibitor，TKI）：舒尼替尼（sunitinib）、帕唑帕尼（pazopanib）、索拉非尼（sorafenib）、厄洛替尼（erlotinib），以及阿昔替尼（axitinib）；哺乳动物雷帕霉素靶蛋白抑制剂（mammalian target of rapamycin，mTOR）：替西罗莫司（temsirolimus）、依维莫司（everolimus）；单抗类：贝伐珠单抗（bevacizumab）联合 IFN-α。

（一）转移性肾透明细胞癌一线治疗方案

1. 舒尼替尼（证据级别Ⅰ，推荐级别 A）

2. 替西罗莫司（证据级别Ⅰ，推荐级别 A——高危因素透明细胞癌）

3. 贝伐珠单抗＋INF-α（证据级别Ⅰ，推荐级别 A）

4. 帕唑帕尼（证据级别Ⅰ，推荐级别 A）

5. 索拉非尼（证据级别Ⅱ，推荐级别 B）

6. 中、高剂量 IFN-α（证据级别Ⅰ，推荐级别 A——低、中危因素透明细胞癌）

7. 高剂量 IL-2

（二）转移性肾透明细胞癌细胞因子治疗失败后二线治疗方案

1. 阿昔替尼（证据级别Ⅰ，推荐级别 A）

2. 索拉非尼（证据级别Ⅰ，推荐级别 A）

3. 舒尼替尼（证据级别Ⅰ，推荐级别 A）

4. 帕唑帕尼（证据级别Ⅰ，推荐级别 A）

5. 替西罗莫司（证据级别Ⅱ，推荐级别 B）

6. 贝伐珠单抗＋INF-α（证据级别Ⅱ，推荐级别 B）

（三）转移性肾透明细胞癌 TKI 治疗失败后二线治疗方案

1. 依维莫司（证据级别Ⅰ，推荐级别 B）

2. 阿昔替尼（证据级别Ⅰ，推荐级别 B）

3. 索拉非尼（证据级别Ⅱ，推荐级别 B）

4. 舒尼替尼（证据级别Ⅱ，推荐级别 B）

5. 替西罗莫司（证据级别Ⅱ，推荐级别 B）

6. 贝伐珠单抗＋INF-α（证据级别Ⅱ，推荐级别 B）

7. 帕唑帕尼（证据级别Ⅲ，推荐级别 B）

（四）转移性肾非透明细胞癌治疗方案

1. 替西罗莫司（证据级别Ⅰ，推荐级别 B）

2. 舒尼替尼（证据级别Ⅲ，推荐级别 B）

3. 索拉非尼（证据级别Ⅲ，推荐级别 B）

4. 阿昔替尼（证据级别Ⅲ，推荐级别 B）

5. 依维莫司（证据级别Ⅲ，推荐级别 B）

6. 帕唑帕尼（证据级别Ⅲ，推荐级别 B）

7. 厄洛替尼（证据级别Ⅲ，推荐级别 B）

至 2014 年 5 月已经在国内上市用于晚期肾癌治疗的靶向治疗药物有索拉非尼、舒尼替尼和依维莫司。目前，高剂量 IL-2、帕唑帕尼、阿西替尼均已在中国完成上市前临床试验研究，但尚未在中国上市。替西罗莫司在中国上市前临床研究因发生严重毒副作用而被迫终止。贝伐珠单抗和厄洛替尼也已在中国上市，但目前被中国 FDA 所批适应证中尚未包括晚期肾癌。

2007 年 Escudier 等[16]报道了索拉非尼治疗转移性肾细胞癌的 Ⅲ 期全球性评价（treatment approaches in renal cancer global evaluation trial, TARGET）临床试验的中期结果，开启了晚期肾癌靶向治疗时代。2009 年周爱萍等[17]报道了孙燕院士牵头组织的索拉非尼治疗中国晚期肾细胞癌患者安全性及疗效分析的研究结果，共入组 62 例晚期肾癌患者，5 例因毒副作用退组，57 例患者可评价。接受索拉非尼 400mg，每日 2 次，至少 2 月。结果显示完全缓解 1 例，部分缓解 11 例，稳定 36 例，按意向治疗人群计算，总缓解率为 19.4%（12/62），疾病控制率为 77.4%（48/62）。中位无进展生存期（PFS）9.6个月，1 年无进展生存率 41.9%（26/62），1 年生存率 73.6%，中位生存时间尚未达到。毒副作用有脱发 41 例（66.1%）、腹泻 39 例（62.9%）、手足皮肤反应 36 例（58.1%）、食欲不振 25 例（40.3%）、皮疹 23 例（37.1%）等。该研究的索拉非尼治疗晚期肾癌的有效率高于 TARGET 试验结果。

推荐索拉非尼用量 400mg，每日 2 次。

2007 年 Motzer 等[18]报道了舒尼替尼治疗转移性肾透明细胞癌多中心、随机对照Ⅲ期临床试验结果。有效率为 24.8%，PFS 为 11.2 个月，明显优于 IFN-α。国内也有应用舒尼替尼治疗晚期肾癌单中心的经验总结报道，疗效与 Motzer 等报道的结果相近。

2008 年和 2010 年 Motzer 等[19-20]分别报道了依维莫司与安慰剂对照治疗晚期肾癌国际性多中心、随机对照、Ⅲ期临床结果。结果显示：与安慰剂组相比依维莫司治疗组患者中位 PFS 被延长了达 4.9 个月，临床获益率为 64%，中位 OS 为 14.8 个月。依维莫司作为二线治疗 TKI 失败患者的中位 PFS 为 5.4 个月，疾病进展风险降低 69%。2013 年郭军等[21]报道了国内多中心用依维莫司二线治疗 TKI 失败的晚期肾癌临床研究结果，入组患者中位 PFS 为 6.9 个月，疾病控制率 61%，临床获益率为 66%，1 年生存率为 56%，1 年无进展生存率为 36%。

推荐依维莫司作为转移性肾癌 TKI 治疗失败后的二线治疗药物（推荐级别 A），用法为依维莫司 10mg，每日 1 次。

（五）IFN-α 治疗转移性肾癌

IFN-α 对低、中危险因素的转移性肾透明细胞癌患者有效[22-23]。IFN-α 已在国内上市 20 年，普及程度广。推荐将 IFN-α 作为治疗低、中危险因素的转移性肾透明细胞癌患者的一线治疗方案。

IFN-α 推荐治疗剂量：每次 900 万 IU，肌内注射或皮下注射，3 次/周，12 周为 1 疗程。也可采用阶梯式递增方案，第 1 周每次 300 万 IU，第 2 周每次 600 万 IU，第 3 周以后每次 900 万 IU。IFN-α 治疗 mRCC 有效率 15%，中位生存时间 8.5 ～ 13 个月。

（六）转移性肾癌的化疗

化疗可作为转移性非透明细胞癌患者的一线治疗方案。吉西他滨联合氟尿嘧啶或卡培他滨主要用于以透明细胞为主型的 mRCC；吉西他滨联合顺铂主要用于以非透明细胞为主型的 mRCC；如果肿瘤组织中含有肉瘤样分化成分，化疗方案中应联合阿霉素。化疗有效率在 10%～15%。

五、转移性肾癌骨转移病灶的治疗

（一）骨改良药治疗

2012 年 ASCO 年会将双膦酸盐类药物的定义修订为骨改良药（bone-modifying agent，BMA）。BMA 可以治疗高钙血症、缓解骨痛，唑来膦酸可有效预防或延缓肾癌骨转移引起的 SREs[24-25]。推荐使用 BMA 包括帕米膦酸、唑来膦酸等（推荐级别 A）。唑来膦酸的疗效优于帕米膦酸[26]。

2011 年 Henry 等[27] 在美国《临床肿瘤学杂志》上发表了地诺单抗与唑来膦酸预防多发性骨髓瘤或实体瘤骨转移导致的 SREs 随机对照Ⅲ期临床研究结果。该研究共入组 1776 例未接受过唑来膦酸治疗的晚期肿瘤骨转移患者，其中 6% 的患者为肾癌。结果显示发生 SREs 的中位时间达到统计学上显著的非劣效性（HR 为 0.84，$P = 0.0007$）。2010 年 11 月，美国 FDA 批准了地诺单抗上市。2011 年 7 月，欧洲药品管理局（EMA）批准了地诺单抗用于治疗实体肿瘤伴骨转移的成人患者。地诺单抗在中国上市前的临床试验研究正在进行中。

（二）外科治疗

RCC 骨转移多为溶骨性，易引起病理性骨折或脊髓压迫等并发症。骨转移最有效的治疗方法就是应用手术方法切除转移灶。对可切除的原发病灶或已被切除原发病灶伴单一骨转移病变（不合并其他转移病灶）的患者，应进行积极的外科治疗。骨转移伴承重骨有骨折风险的患者应进行预防性内固定，避免骨折的出现。已出现病理性骨折或脊髓压迫症状符合下列 3 个条件者应首先选择骨科手术治疗：① 预计患者存活期 > 3 个月；② 体能状态良好；③ 术后能改善患者的生活质量，有助于接受放、化疗和护理[28-29]。针对骨转移的外科手术多为姑息性治疗，主要用于治疗和预防病理性骨折、缓解脊髓压迫。可达到缓解症状，避免神经损伤、甚至截瘫，保存或恢复肢体功能和膀胱等功能，提高生活质量的目的。手术切除孤立性骨转移病灶可能延长部分患者的生存期[30-31]。

（三）局部放疗

体外照射放疗主要治疗单发骨转移和多发骨转

移疼痛明显部位，主要目的是缓解骨痛、恢复功能和防止局部病变的进一步发展导致病理性骨折和脊髓压迫。目前认为局部放疗是肾癌骨转移局部镇痛治疗的有效方法，可使 70％的患者疼痛缓解[32]。

（四）核素治疗

核素治疗是前列腺癌骨转移的一种有效减轻疼痛、改善症状的治疗手段[33]。89 Sr 和153 Sm 两者均被美国 FDA 批准用于治疗成骨性骨转移。两者治疗前列腺癌骨转移所致的疼痛疗效相似（60％～80％），但在疼痛缓解时间、毒副作用、重复应用的时间间隔等方面不同。部分患者在接受核素治疗后 2～3 天疼痛加重，往往预示核素治疗有良好的疗效。核素治疗最常见的副作用为骨髓抑制。

（五）镇痛药物治疗

药物镇痛是缓解肾癌骨转移疼痛的主要方法之一。镇痛药物的治疗应遵循 WHO 癌症治疗基本原则进行[34]，镇痛药物可与双膦酸盐类药物或放疗等方法联合治疗，以最大限度缓解肾癌骨转移患者的疼痛。

参考文献

[1] Coleman RE. Metastatic bone disease：clinical features, pathophysiology and treatment strategies. Cancer Treat Rev，2001，27：165 - 176.

[2] Hoesl CE，Altwein JE. Biphosphonates in advanced pros-

tate and renal cell cancer-current stetus and potential applications. Urol Int，2006，76：97 - 105.

[3] Shvarts O，Lam JS，Kim HL，et al. Eastern cooperative oncology group performance status predicts bone metastasis in patients presenting with renal cell carcinoma. J Urol，2004，172：867 - 870.

[4] Koga S，Tsuda S，Nishikido M，et al. The diagnostic value of bone scan in patients with renal cell carcinoma. J Urol，2001，166：2126 - 2128.

[5] Staudenherz A，Steiner B，Puig S，et al. Is there a diagnostic role for bone scanning of patients with a high pretest probability for metastatic renal cell carcinoma. Cancer，1999，85：153 - 155.

[6] Zekri J，Ahmed N，Coleman RE，et al. The skeletal metastatic complications of renal cell carcinoma. Int J Oncol，2001，19：379 - 382.

[7] Glaspy JA. Therapeutic options in the management of renal cell carcinoma. Semin Oncol，2002，29：41 - 46.

[8] Shvarts O，Lam JS，Kim HL，et al. Eastern cooperative oncology group performance status predicts bone metastasis in patients presenting with renal cell carcinoma. J Urol，2004，172：867 - 870.

[9] Tolia BM，Whitmore WF Jr. Solitary metastasis from renal cell carcinoma. J Urol，1975，114：836 - 838.

[10] Mozter RJ，Kin JJ，Plimack ER，et al. NCCN Clinical Practice Guidelines in Oncology™：Prostate Cancer-V. 3. 2014，KID-1-MS-30.

[11] Ljungberg B，Bensalah K，Bex A，et al. Guidelines on Renal Cell Carcinoma. European Association of Urology，

125

2014：1 - 70.

[12] 马建辉，何志嵩，万奔，等．肾细胞癌诊治指南//那彦群，叶章群，孙光．中国泌尿外科疾病诊断治疗指南（2011 版）．北京：人民卫生出版社，2011：4 - 16.

[13] Swanson DA，Orovan WL，Johnson DE，et al. Osseous metastases secondary to renal cell carcinoma. Urology，1981，18：556 - 561.

[14] Seaman E，Goluboff ET，Ross S，et al. Association of radionuclide bone scan and serum alkaline phosphatase in patients with metastatic renal cell carcinoma. Urology，1996，48：692 - 695.

[15] Rosenthal DI. Radiologic diagnosis of bone metastases. Cancer，1997，80：1595 - 1607.

[16] Escudier B，Eisen T，Stadler WM，et al. TARGET Study Group. Sorafenib in advanced clear-cell renal-cell carcinoma. N Engl J Med，2007，356（2）：125 - 134.

[17] 周爱萍，何志嵩，于世英，等．索拉非尼治疗转移性肾癌的临床研究．中华泌尿外科杂志，2009，30（1）：10 - 14.

[18] Motzer RJ，Hutson TE，Tomczak P，et al. Sunitinib versus interferon alfa in metastatic renal-cell carcinoma. N Engl J Med，2007，356（2）：115 - 124.

[19] Motzer RJ，Escudier B，Oudard S，et al. Efficacy of everolimus in advanced renal cell carcinoma：a double-blind，randomized，placebo-controlled phase Ⅲ trial. Lancet，2008，372：449 - 456.

[20] Motzer RJ，Escudier B，Oudard S，et al. Phase 3 trial of everolimus for metastatic renal cell carcinoma：final results and analysis of prognostic factors. Cancer，2010，

116：4256 - 4265.

[21] Jun Guo, Yiran Huang, Xu Zhang, et al. Safety and efficacy of everolimus in Chinese patients with metastatic renal cell carcinoma resistant to vascular endothelial growth factor receptor-tyrosine kinase inhibitor therapy: an open-label phase 1b study. BMC Cancer, 2013, 13：136.

[22] Motzer RJ, Bacik J, Murphy BA, et al. Interferon-alfa as a comparative treatment for clinical trials of new therapies against advanced renal cell carcinoma. J Clin Oncol, 2002, 20 (1)：289 - 296.

[23] Coppin C, Porzsolt F, Awa A, et al. Immunotherapy for advanced renal cell cancer. Cochrane Database Syst Rev, 2006：1 - 65.

[24] Rosen LS, Gordon D, Tchekmedyian S, et al. Zoledronic acid versus placebo in the treatment of skeletal metastases in patients with lung cancer and other solid tumors: a phase Ⅲ, double-blind, randomized trial—the zoledronic acid lung cancer and other solid tumors study group. J Clin Oncol, 2003, 21：3150 - 3157.

[25] Lipton A, Colombo-Berra A, Bukowski RM, et al. Skeletal complications in patients with bone metastases from renal cell carcinoma and therapeutic benefits of zoledronic acid. Clinical Cancer Research, 2004, 10：s 6397 - s 6403.

[26] Major P, Lortholary A, Hon J, et al. Zoledronic acid is superior to pamidronate in the treatment of hypercalcemia of malignancy: a pooled analysis of two randomized, controlled clinical trials. J Clin Oncol, 2001, 19：558 - 567.

[27] Henry DH，Costa L，Goldwasser F，et al. Randomized，double-blind study of denosumab versus zoledronic acid in the treatment of bone metastases in patients with advanced cancer（excluding breast and prostate cancer）or multiple myeloma. J Clin Oncol，2011，20，29（9）：1125－1132.

[28] Kollender Y，Bickels J，Price WM，et al. Metastatic renal cell carcinoma of bone：indications and technique of surgical intervention. J Urol，2000，164：1505－1508.

[29] Kuczyk MA，Anastasiadis AG，Zimmermann R，et al. Current aspects of the surgical management of organ-confined，metastatic，and recurrent renal cell cancer. BJU Int，2005，96：721－727.

[30] Durr HR，Maier M，Pfahler M，et al. Surgical treatment of osseous metastases in patients with renal cell carcinoma. Clin Orthop Relat Res，1999：283－290.

[31] Fuchs B，Trousdale RT，Rock MG. Solitary bony metastasis from renal cell carcinoma：significance of surgical treatment. Clin Orthop Relat Res，2005：187－192.

[32] Janjan NA. Radiation for bone metastases：conventional techniques and the role of systemic radiopharmaceuticals. Cancer，1997，80（8 Suppl）：1628－1645.

[33] Pandit-Taskar N，Batraki M，Divgi CR. Radiopharmaceutical therapy for palliation of bone pain from osseous metastases. J Nucl Med，2004，45：1358－1365.

[34] 孙燕，李同度，于世英. 癌症疼痛的处理//孙燕. 内科肿瘤学. 北京：人民卫生出版社，2001：224－239.

第6章

多发性骨髓瘤骨病临床诊疗专家共识

执笔　马　军[1]　邱录贵[2]　李　娟[3]　于　力[4]
　　　　周道斌[5]　侯　建[6]　沈志祥[7]

指导　孙　燕[8]

1. 哈尔滨血液病肿瘤研究所
2. 天津血液研究所
3. 中山大学附属第一医院
4. 中国人民解放军总医院
5. 北京协和医院
6. 第二军医大学附属长征医院
7. 上海瑞金医院血液学研究所
8. 中国医学科学院肿瘤医院

一、概述

多发性骨髓瘤（multiple myeloma，MM）骨病是指由于骨骼破坏导致的病理性骨折、压缩性骨折、高钙血症以及骨痛。多发性骨髓瘤骨病是 MM 最常见的并发症之一，但长期以来多发性骨髓瘤骨病的诊断与治疗没有得到临床医生的足够重视，同时国内也缺乏多发性骨髓瘤骨病的诊治指南，导致多发性骨髓瘤骨病诊治的不规范。本共识的目的即建立国内相对统一和规范的多发性骨髓瘤骨病的诊断标准、治疗原则，提高我国多发性骨髓瘤骨病的诊治水平。

MM 是骨病发生率最高的疾病之一，其骨病发生率可达 $70\% \sim 95\%$[1]。

- MM 的发病率国内目前无确切的流行病学资料，美国每年的发病率为 $4/10$ 万 $\sim 5/10$ 万。
- 中位生存时间 $6 \sim 54$ 个月。
- 其病因主要是 RANK/RANKL 系统的平衡被打破，导致大量破骨细胞激活因子释放增加，如白细胞介素（IL）-1β、肿瘤坏死因子（TNF）α 和 β、甲状旁腺相关蛋白（PTHrP）、肝细胞生长因子（HGF）、IL-6 等。
- 约 $2/3$ 的 MM 患者因骨痛而就诊。
- $20\% \sim 30\%$ 的 MM 患者出现高钙血症的症状，如乏力、恶心等。

参照相关指南（共识）的制定，本共识的产生将遵循以下原则：

- 多学科的专家参与：包括血液科、放射科及同位素室、生物统计及医药界等。
- 通过回顾公开发表的文献（到 2010 年 6 月为止）和药厂提供的处方资料起草。
- 根据文献或资料的可信等级确定本共识。
- 对现有资料不足但临床意义较大的问题采用"专家共识"的方法解决。

二、多发性骨髓瘤骨病的诊断

多发性骨髓瘤骨病的临床表现包括病理性骨折、压缩性骨折、高钙血症以及骨痛。实验室检查包括影像学发现弥漫性的骨量减少、局灶的溶骨性改变、骨折；生化检查发现骨形成或重吸收的标记物异常；骨密度测定及骨组织计量学发现骨质减少。

MM 骨质损害后并没有新骨形成，即使在抗肿瘤治疗取得良好疗效时，患者的骨并发症仍然持续存在。因此，早期发现可能引起骨折或脊髓压迫的骨损害对及时应用预防性手术或放疗具有积极指导作用。

多发性骨髓瘤骨病的诊断

对怀疑有多发性骨髓瘤骨病的患者推荐进行以下检查，以帮助明确诊断：

1. 普通 X 线平片：对颅骨、肋骨、脊柱、骨盆及四肢长骨进行普通 X 线摄片是诊断骨病的常规标准检查。
2. ECT 检查：在多数病例，骨扫描没有必要作为多发性骨髓瘤骨病的常规检查，但对于肋骨、椎体及胸骨的骨损害比较敏感。
3. ^{18}F-氟脱氧葡萄糖正电子发射断层扫描（^{18}F-DG PET）：比普通 X 线更敏感。
4. 磁共振成像（MRI）：比普通 X 线更敏感，有助于病变定位、脊髓压迫的确诊。

证据级别：Ⅱ；推荐级别：A

多发性骨髓瘤骨病的影像学评价方法包括 X 线平片、CT、ECT、MRI、PET-CT、骨扫描等，其中诊断评估骨病的常规标准检查是全身的 X 线平片。这些检查各有其优缺点：

1. **X 线平片** 在普通 X 线检查中 MM 既可表现为局部的溶骨改变，也可为广泛的骨质疏松。确切的诊断依据是多发溶骨改变和（或）伴有骨折的严重骨质疏松。普通 X 线检查难以发现早期病变，约20％普通 X 线检查阴性的患者，通过其他检查可发现骨髓瘤活动的证据[2]。

2. **CT** 不仅可发现早期骨质破坏，而且可发现病程中出现的溶骨病变[3]。但 CT 扫描不能区分陈旧骨质破坏病变部位是否存在着骨髓瘤的活动。

3. **ECT 检查** 能一次性显示全身骨骼，较普通

X线检查敏感。但其特异性不高，任何原因引起的骨质代谢增高均可导致放射性聚集征象，需注意鉴别。

4. MRI　能发现骨髓瘤的骨髓浸润，尤其是脊椎骨部位。在可疑溶骨部位或骨质疏松部位的骨髓浸润的判断上，MRI 具有重要的诊断意义[4]。但 MRI 主要反映的是骨髓瘤的骨髓浸润，并不是直接发现骨质破坏[5]。

5. PET　不仅可有效地检查出骨髓瘤的活动，还可以进行全身范围的扫描。因 PET 可检测骨髓瘤的活动，CT 扫描能发现骨质破坏，PET-CT 是检测 MM 伴骨骼破坏的良好手段，但因价格昂贵，仅在必要时应用。

有条件的单位可以开展骨吸收与骨形成的标记物以及骨密度检测用于多发性骨髓瘤骨病诊断的研究和应用[6-7]。

三、多发性骨髓瘤骨病的治疗

多发性骨髓瘤骨病的治疗包括抗肿瘤化疗、双膦酸盐类药物治疗、局部放疗、手术治疗，以及镇痛。此外，除非脊椎骨骨折的急性期，一般不建议患者绝对卧床，否则更容易发生脱钙。应鼓励患者进行适当的活动，如步行和游泳等，但应避免剧烈运动或对抗性运动。有脊柱病变的患者应卧加有软垫的硬板床，预防脊椎骨骨折导致的脊髓压迫。

（一）化学治疗

治疗多发性骨髓瘤骨病
对于多发性骨髓瘤骨病，建议使用双膦酸盐，也可以和镇痛药、抗肿瘤化疗、放疗合并使用。
证据级别：Ⅱ；推荐级别：A

标准化、规范化的化疗是治疗多发性骨髓瘤骨病的基础和最重要的部分。通过抗肿瘤化疗，延缓 MM 疾病的病理进程，避免骨质破坏的进一步加重，达到治疗骨病的作用。许多患者在接受化疗后，骨痛可以明显减轻。

1. 双膦酸盐　多个临床研究已证实双膦酸盐虽然在降低非椎体骨折及高钙血症的发生率上没有统计学意义，但可以有效地减少 MM 的骨骼并发症，减少椎骨骨折的发生和缓解骨痛。

（1）适应证

1）X 线平片显示溶骨性改变：对于经 X 线平片证实有溶骨性破坏的 MM 患者，推荐予以每月 1 次双膦酸盐。常用双膦酸盐的剂量和用法见表 6-1。

2）骨 X 线平片或骨无机质密度测量提示骨量减少：目前尚无关于这方面应用的临床研究，但考虑到骨质疏松往往是骨髓瘤骨病的最初表现，对这部分患者，仍然推荐使用双膦酸盐。但若骨 X 线平片没有提示骨量改变，则不推荐使用。

表 6-1　常用双膦酸盐的推荐用法

种类	用法	剂量	滴注时间
氯屈膦酸	口服或静脉滴注	1600mg/d 或 300mg/d，5 天/月	持续至少 2h
帕米膦酸	静脉滴注	每月 90mg	持续至少 2h
唑来膦酸	静脉滴注	每月 4mg	持续至少 15min

3）高钙血症：中、重度高钙血症（校正后血钙 $\geqslant$ 2.9mmol/L）需立即使用双膦酸盐，并同时给予静脉水化，必要时加用呋塞米等利尿药。

4）孤立性浆细胞瘤：不推荐使用。

5）意义未明单克隆免疫球蛋白血症（MGUS）：不推荐使用。

（2）疗程：建议从多发性骨髓瘤骨病确诊后就开始使用，总疗程持续 2 年以上，直至出现明显副作用或患者体能状态出现明显下降[8]。

（3）双膦酸盐的选择：目前在 MM 上研究较多的双膦酸盐（BP）主要有氯屈膦酸（CLO）、帕米膦酸（PAM）和唑来膦酸（ZOL）等。它们各自的优缺点与疗效、不良反应、使用方便程度和价格有关。应综合上述优缺点使用，尤其应注意肾毒性和潜在的下颌骨坏死的可能。

表6-2 各医学组织现行多发性骨髓瘤骨病的诊治共识和指南汇总[11-15]

	NCCN	国际骨髓瘤工作组（IMWG）	欧洲医疗网络（EMN）	BCSH/UKMF	中国骨转移专家共识/中国骨病诊治指南
患者人群	所有接受初始治疗的MM患者人群	新诊断的需要接受抗骨髓瘤治疗的患者	X线显示有溶骨性病变的所有患者；骨密度检查有骨质减少或骨质疏松的患者；接受化疗的所有患者；疾病呈进展的患者	出现MM症状的所有患者，无论是否有骨损伤证据	症状性MM患者，不论是否具有骨损害
BP使用时间	使用BP治疗直到疾病进展	每月1次 2年后获得CR/VGPR者停药；≤PR者继续使用	2年 复发后重新开始BP治疗	一旦复发，应重新开始BP治疗	总疗程建议持续2年以上
BP的选择	ZOL或PAM	首选ZOL	ZOL、PAM或CLO	ZOL或PAM	ZOL,PAM或CLO

BCSH：英国血液学标准委员会；UKMF：英联邦骨髓瘤论坛指南工作组；CR：完全缓解；VGPR：非常好的部分缓解；PR：部分缓解

2010年ASCO以及欧洲血液病学会（EHA）大会接连公布了英国医学研究委员会（MRC）骨髓瘤IX试验中双膦酸盐治疗疗效和安全性的数据。MRC IX研究是一项大型、多中心、多重比较、随机的III期临床研究，研究目的不仅是评估沙利度胺加入诱导化疗以及维持治疗中是否能够获益，同时也比较了化疗基础上唑来膦酸与氯屈膦酸的治疗疗效。该研究入组了1970例新诊断MM的患者（ISS分期I、II、III），其中1960例患者可评估。在接受化疗的基础上随机分布2组：接受唑来膦酸（每月静脉滴注4mg）或氯屈膦酸（每天口服1600mg）治疗至少至疾病进展。研究主要终点为无进展生存（PFS）、OS、总体缓解率（ORR），研究次要终点包括SREs（发生SREs的患者比例，至首次SREs时间）以及安全性和生活质量。中位3.7年随访结果显示，唑来膦酸比氯屈膦酸能明显减少SREs发生风险（$P = 0.0004$）、改善PES（$P = 0.0179$）和OS（$P = 0.0118$），校正SREs后OS仍然获益（$P = 0.0178$）。同时唑来膦酸比氯屈膦酸能更多地减少新发溶骨病灶和获得更高的缓解率。安全性数据显示唑来膦酸与氯屈膦酸不良事件发生率相当。因此，该研究首次证实了在双膦酸盐对照研究中，唑来膦酸优于氯屈膦酸，同时也支持了唑来膦酸的抗肿瘤作用[9-10]。各医学组织现行MM骨病诊治指南和共识见表6-2。

双膦酸盐治疗多发性骨髓瘤[12]

1. 初诊治的 MM 应静脉接受双膦酸盐，无论骨病状态如何。

2. 双膦酸盐类用药每月 1 次。

3. 2 年后，CR 或 VGPR 者可停用 BP，但 PR 或缓解不佳者应继续用 BP。

4. 每月应监测肌酐清除率。

5. BP 首选唑来膦酸，其次选帕米膦酸，氯屈膦酸仅用于有重度残疾不方便到医院或忌用唑来膦酸、帕米膦酸的患者。

证据级别：Ⅰ；推荐级别 A

2. 局部放疗　对化疗和双膦酸盐治疗后仍无法缓解的顽固性疼痛、椎体不稳、即将发生的病理性骨折和脊髓压迫，可采用局部放疗，可以迅速有效缓解骨病和软组织病变的疼痛[16-17]。单次放疗（通常是 8Gy）的作用与分次放疗作用相仿。对长骨骨折的患者来说，局部放疗可以有效控制疼痛，并有可能促进骨折愈合[18]。

建议：可用于治疗顽固性疼痛、已发生或即将发生的病理性骨折，推荐剂量为每次 8～10Gy。

（二）手术治疗

若出现长骨骨折、脊髓压迫或椎体不稳等情况，可能需要矫形外科协助治疗。对发生长骨病理性骨折的患者，可行骨内固定术。若由于脊椎压缩性骨折引起腰背部持续性疼痛，经化疗、放疗和双膦酸盐等保守治疗后缓解不明显可考虑行椎骨成形术或椎体后突成形术。

1. **椎体成形术** 　在局部麻醉和轻度镇静的作用下，在 X 线投射引导下将聚甲基丙烯酸酯或等量的生物材料经皮注入椎体。可以同时行几个椎体成形术。这个方法可以缓解骨痛和增加骨强度，但不能恢复椎骨高度[18]。

2. **椎体后凸成形术** 　是一种新的有效的缓解骨痛的方法。经皮将一个扩张小球囊注入椎体内，使椎体恢复原来高度，将球囊取出并注入骨水泥填充空洞。这个方法可以重塑椎体高度，从而不仅有效地缓解急性疼痛，还能改善被压缩的椎体的结构完整性[18]。但此方法难度大风险较高，需要慎重选择。

建议：① 长骨骨折需要行固定术；② 若出现持续性腰背疼痛，可考虑行椎骨成形术或椎体后凸成形术，但术者必须经过培训且技术熟练。

3. **镇痛药的使用** 　若患者出现严重疼痛时需选择镇痛药物。镇痛药的用药剂量应作为临床治疗正式记录的一部分。这些记录可以作为疼痛治疗评估的一个半定量指标。镇痛需求的减少往往意味着治疗有效。处方类镇痛药的应用应遵照 WHO 的镇痛阶梯原则，但尽量避免使用或要小心使用非甾体抗炎药，因为它们有肾功能损害及胃肠道刺激等副作用[19]。

四、双膦酸盐治疗多发性骨髓瘤骨病的毒副作用及安全性

双膦酸盐类药物常见副作用包括感冒样症状、胃肠道症状（主要是口服制剂）、眼部副作用、颌骨坏死、贫血、肾功能异常。其中，颌骨坏死和肾损害尤其应引起临床医生的重视。

（一）肾功能损害

应用双膦酸盐药物可继发肾功不全不良事件，肾毒性的发生率为 9%～15%。Chang 等报道了从 2001 年 8 月—2003 年 3 月，美国食品和药物管理局（FDA）不良事件报告系统（AERS）中的 72 例患者，有 27 人发生严重的肾功能不全需要透析治疗，18 人死亡[20]。而且试验研究表明，肾毒性具有剂量和时间依赖性。目前认为继发于急性肾小管损伤是肾毒性的一个发病机制。因此，推荐每次使用双膦酸盐前以及在用药过程中需要动态监测肾功能，尤其是在每次给药前要保持水化状态，根据肌酐清除率调整药物剂量。

用药过程的监测
1. 对于血清肌酐＜3mg/dl 的患者不需调整剂量。
2. 应避免滴注速度过快。

3. 建议所有患者均应定期（3～6 个月）监测尿蛋白，如 24h 尿蛋白＞500mg 应考虑停药直到患者肾功能恢复正常。

证据级别：Ⅱ；推荐级别：A

James R Berenson 在双膦酸盐应用的肾监测指南中指出，首次注射使用双膦酸盐前 7～10 天应进行血肌酐监测，以作为基线血肌酐，以后每次注射前应复查。当血肌酐升高超过基线水平的 50%，或者正常基线血肌酐水平者升高≥0.5mg/dl（或绝对数值＞1.4mg/dl）或异常基线血肌酐水平者升高≥1.0mg/dl，治疗应暂停，直至血肌酐水平恢复到正常值上下 10% 范围内。但是，此过程通常需要数周甚至数月[21,27]。

在双膦酸盐使用过程中尽可能避免或减少使用可能损害肾功能的药物，这包括非甾体抗炎药、沙利度胺、放射性造影剂等。如果不可避免，应在使用双膦酸盐 24h 后使用，以避免出现肾的问题。

在 MM 的疾病进程中经常伴随着肾功能不全，有时候肾功能恶化到需要血液透析的程度，在这种情况如何使用双膦酸盐缺乏足够的相关资料。考虑到双膦酸盐的肾毒性，在长时间使用减量的双膦酸盐时亦需谨慎。

目前的操作指南如下[18,23-26]：

• 氯屈膦酸（clodronate）：如果肌酐清除率在 10～30ml/min，剂量减半；如果＜10ml/min，

忌用。

- 帕米膦酸 （pamidronate）：如果肾功能不全，输注速度减慢 （20mg/h）。
- 唑来膦酸 （zoledronic acid）：每次输注前，检测肌酐，确保水化；如果肌酐清除率在 60～30ml/min，根据产品说明书调整剂量；肌酐清除率＜30ml/min 时禁用。

（二）双膦酸盐相关颌骨坏死 （ONJ）

自从 2003 年首先报道了 MM 患者应用双膦酸盐治疗后出现了缺血性 ONJ 以来，目前全球范围发生的 ONJ 已达 368 例，但国内仅有 3 例报道。文献报告长期使用双膦酸盐治疗的 MM 患者的 ONJ 发病率为 1.8%～12.8%。

在过去十年中，陆续有 ONJ 个案报道，但未引起足够重视。Marx 等 2003 年首次总结了 36 例 ONJ 患者的临床特点并警示了 ONJ 不断增加的流行病学趋势[27]。其中 MM 患者 ONJ 的发生率最高[28]。另一项研究亦指出 7% 的应用双膦酸盐的 MM 患者存在 ONJ，并指出了其临床特点和危险因素[29]。随后又有多篇相关文章相继报道数百例 ONJ 的发生。我国患者 ONJ 的临床特点和国外的报道相符[30-31]。尽管针对 ONJ 的报道日益增多，但绝大多数资料为病例报道和回顾性分析，报告的患病率差别很大，需要前瞻性的研究统计使用双膦酸盐的患者的 ONJ 发病情况。

1. 病理机制 致病机制仍然不十分明确，可能的解释有以下数点：

首先，双膦酸盐可抑制破骨细胞活性，进而抑制骨骼重塑。每隔十年，体内的总骨量要被完全替换一次。这种改变可以修复由于压力所造成的骨质破坏而且有利于保持适宜的血钙浓度从而维持细胞正常的生物学功能。这种破坏骨质的重吸收的完成主要依靠破骨细胞的活性。双膦酸盐可以抑制破骨细胞的活性，从而导致被损害的骨质不能被重吸收。在人类和动物中已经观察到长期应用双膦酸盐可引起骨骼重塑的减少使得骨骼的微损害不能被及时修复，降低了骨骼的强度。Odvina 等研究了长期应用双膦酸盐患者的骨髓活检组织后提出，这些样本的骨质循环严重受抑，骨折的风险增加，而且可能引起延期愈合。基于这些研究，双膦酸盐对破骨细胞活性的影响可以抑制骨骼重塑，可能是颌骨坏死的原因之一。

其次，破骨细胞活性及骨骼重塑受抑进一步影响了新骨合成。新骨的形成在基本多细胞单位（basic multicellular units）内进行，其中含有细胞核血管，而应用双磷酸盐治疗的患者，由于破骨细胞被抑制，其基本多细胞单位的功能受损；而且在 MM 患者中，化疗、放疗及抗生素的应用增加了骨骼的负荷，因此，在这些功能不全的基本多细胞单位中形成的新骨较正常单位中形成的新骨脆性更大，并且更易形成微小骨折。

另外，双膦酸盐作为抗血管生成的药物已经有多年的历史。充足的血供对于新骨的形成是至关重要的。由于双膦酸盐不仅仅抑制骨骼的重塑，还改变骨内的血液供应和血管形成，这些都有利于骨坏死的发生。

2008年，Sarasguete 报道了 ONJ 与基因有关；ONJ 患者基因易感性，CYP2C8 SNP 基因异常（表6-3），主要内含子 5 的 rs1934980、rs1341162，5'近基因区的 rs17110453 也与 ONJ 的发生率相关[32]。

表 6-3 发生 ONJ 的基因易感性——CYP2C8 SNP rs1934951（内含子 8）

	有 ONJ	无 ONJ
例数	22	65
杂合子	66%	25%
纯合子	75%	19%

2. 危险因素 美国口腔颌面外科学会（AAOMS）近期公布了三类导致 ONJ 的危险因素，分别为药物相关性因素、局部因素以及全身因素[33]。药物相关性因素主要是指双膦酸盐的药效、用量以及总疗程。在众多的危险因素中，药物相关性因素是至关重要的。静脉应用双膦酸盐的患者发生 ONJ 的风险增加。局部因素包括：① 牙槽外科手术：如拔牙、牙周手术以及牙种植术；② 口腔局部感染：如牙周脓肿。全身性因素包括：① 高龄；② 伴发癌症；③ 诊断癌症的同时发生骨质破坏或骨质疏松。Bamisa 回顾性分析了 252 例应用双膦酸盐治疗的恶性肿瘤患者，发现 MM 患者发生 ONJ 的比例最高，

为 9.9%，其次为前列腺癌症患者，为 6.5%，乳腺癌患者为 2.9%[34]。由此可见，MM 患者在静脉应用双膦酸盐治疗时出现 ONJ 的危险性更高，其他有待于进一步证明的因素还包括同时应用激素类药物、吸烟、饮酒以及其他药物治疗。

3. 临床特点　双膦酸盐所致的骨坏死最常累及的部位为上、下颌骨。近期亦有学者报道应用双磷酸盐治疗的 MM 患者发生了缺血性髋骨坏死，这说明了双膦酸盐相关的骨坏死并不仅仅发生于颌骨，而是一个系统性的骨骼并发症。这种并发症常首先发生于口腔，如果患者寿命足够长，这种骨坏死亦可发生于人体的其他骨骼。

典型的临床表现为继发于感染区域的骨质暴露，坏死骨质周围的牙龈和口腔黏膜发炎并有触痛。坏死骨质表面的微小骨折所产生的锐利边缘很容易使其周围的软组织和舌的外侧缘受伤，导致口腔溃疡和持续的疼痛。如果附近的牙齿患有牙周疾病，骨质坏死区域则很容易累及这些区域，最终导致牙齿松动而需拔牙。坏死区以外的骨质亦很容易受累，可表现为同急性骨髓炎类似的死骨形成，并失去神经支配。严重的病例会导致上颌骨或下颌骨的病理性骨折。

根据疼痛、骨质暴露和牙龈肿胀程度、对抗生素冲洗的反应、是否应用清创术及静脉抗生素，将 ONJ 分为三期（表 6 - 4）。

表 6 - 4　颌骨坏死的临床分期

分期	临床表现
Ⅰ	骨暴露但无临床症状，无软组织感染
Ⅱ	骨暴露且有临床症状，如疼痛或肿胀，有或无软组织/骨感染
Ⅲ	病理性骨折且骨暴露，软组织感染

4. 诊断　当患者符合以下 3 条诊断标准时即可确诊：① 正在进行或既往曾经进行过双膦酸盐的治疗；② 持续 8 周以上的颌面骨质暴露，伴有疼痛、溢脓和肿胀；③ 既往未进行过颌骨放疗。对于骨质暴露未达到 8 周的患者可疑诊为 ONJ，此类患者应密切随访以明确诊断。

5. 治疗与预防　一旦患者确诊为 ONJ，治疗目标以减轻疼痛，控制软组织感染以及阻止骨骼的继续损害为主。不同阶段的 ONJ 应采取不同的方式：Ⅰ 期患者可进行保守治疗而不必行外科治疗，其目的是避免进一步的骨质损坏，应每日用抗生素冲洗口腔（如 0.12% 的氯己定）。Ⅱ 期患者需要长期应用针对病原菌的抗菌药物治疗、镇痛治疗，加上与 Ⅰ 期患者相同的保守治疗。可选用青霉素类抗生素，对于青霉素过敏者亦可选用甲硝唑、克林霉素、多西环素等。难治的复发的 Ⅱ 期患者可延长抗菌药物的应用时间或联合使用抗菌药物。Ⅲ 期患者往往需要外科进行清创术或切除术来减少坏死的骨质，应采用死骨切除术以去除死骨骨片。同时还需要进行保守治疗，包括镇痛药的使用，针对病原菌选用口服或静脉滴注抗菌药物。

对于 ONJ 后的双膦酸盐选择策略，目前还没有明确的文献推荐是否停用、继续应用或间断应用双膦酸盐治疗。由于双膦酸盐的代谢时间长，很长时间都会保持较高浓度，故目前还不能判定改变双膦酸盐的剂量、用药时间或类型是否可以影响 ONJ 的发生率，应根据患者使用双膦酸盐治疗的获益情况和风险情况进行综合分析。在发生 ONJ 后，用帕米膦酸代替唑来膦酸并延长间隔给药时间，也许可以起到一定作用。

目前尚缺乏针对 ONJ 有效的治疗方法，因此，ONJ 的预防就显得尤为重要了。Mehrotra 等推荐在开始进行双膦酸盐治疗之前，医生应该向患者告知应用双膦酸盐相关的并发症，并且评价患者是否具有发生 ONJ 的全身性因素[35]。同时，所有患者应该进行彻底的口腔检查和颌面 X 线检查，完成所有侵入性的口腔科操作，保持最佳的口腔卫生，牙科医生定期随访。一旦开始进行静脉双膦酸盐的治疗，应尽量避免侵入性的口腔科操作，观察患者是否存在口腔溃疡、口腔软组织肿胀以及坏死骨质暴露。然而，当双膦酸盐治疗过程中患者出现牙科问题必须进行牙科手术时，应尽量保守处理，减小手术操作范围，另外加用抗菌药物有助于预防 ONJ 发生。一些研究者推荐在进行侵入性操作前的 1～3 个月，暂时停用静脉双膦酸盐。当口腔内伤口愈合后再继续双膦酸盐的治疗。尽管这种短暂的停药并不能改变骨坏死的状况。但是可以消除双膦酸盐的抗血管形成作用从而帮助组织愈合。对于口服双膦酸盐的患者，由于此类双膦酸盐的药效较低，牙周手术并不是绝对禁忌。AAOMS 推荐对于此类患者，若应用双膦酸盐的时间不足 3 年并且没有任何危险因素时，可以和常规患者一样进行牙周手术。若应用双膦酸盐的时间不足 3 年但患者同时服用激素类药物，或者应用双膦酸盐的时间超过 3 年，在进行牙周手术前应停用双膦酸盐至少 3 个月。

尽管 ONJ 在 MM 患者中发生率不高，但是一旦发生将严重影响 MM 患者的生存质量和总体治疗效果。因此，对于应用双膦酸盐的患者，尤其是静脉应用双膦酸盐的患者应格外注意 ONJ 的发生。由于目前没有针对 ONJ 的标准治疗方案，我们更应该强调通过保持良好口腔卫生，定期口腔检查，避免侵入性操作来预防 ONJ 的发生。

参考文献

[1] Coleman RE. Metastatic bone disease: clinical features, pathophysiology and treatment strategies. Cancer Treat Rev, 2001, 27 (3): 165 - 176.

[2] Durie BG, Waxman AD, D'Agnolo A, et al. Whole-body (18) F-FDG PET identifies high-risk myeloma. J Nucl Med, 2002, 43 (11): 1457 - 1463.

[3] Horger M, Glaussen CD, Bross-Bach U, et al. Whole-body low-dose multidetector row-CT in the diagnosis of multiple myeloma: an alternative to conventional radio-graphy. Eur J Radiol, 2005, 54 (2): 289 - 297.

[4] Walker R, Barlogie B, Haessler J, et al. Magnetic Reso-

nance Imaging in Multiple Myeloma: Diagnostic and Clinical Implications. J Clin Oncol, 2007, 25 (9): 1121 – 1128.

［5］ Zamagni E, Nanni C, Patriarca F, et al. A prospective comparison of 18F-fluorodeoxyglucose positron emission tomography-computed tomography, magnetic resonance imaging and whole-body planar radiographs in the assessment of bone disease in newly diagnosed multiple myeloma. Haematologica, 2007, 92 (1): 50 – 55.

［6］ Bataille R, Chappard D, Basle M. Excessive bone resorption in human plasmacytomas: direct induction by tumor cells in vivo. Br J Haematol, 1995, 90 (3): 721 – 724.

［7］ Abildgaard N, Brixen K, Kristensen JE, et al. Assessment of bone involvement in patients with multiple myeloma using bone densitometry. Eur J Haematol, 1996, 57 (5): 370 – 376.

［8］ Tprpos E, Sezer O, Croucher PI, et al. The use of bisphosphonates in multiple myeloma: recommendations of an expert panel on behalf of the Europe Myeloma Network. Ann Oncol, 2009, 20 (8): 1303 – 1317.

［9］ Gareth J. Morgan. American Society of Clinical Onclogy Annual Meeting, 2010: abstract 8021.

［10］ Gareth J. Morgan. European Hematology Association Annual Meeting, 2010: abstract 8021.

［11］ NCCN. Clinical Practice Guidelines in Oncology[TM]: Multiple Myeloma-V. 1. 2012.

［12］ Terpos E, Berenson J, Raje N, et al. Management of bone disease in multiple myeloma. Expert Rev Hematol. 2014, 7 (1): 113 – 125.

［13］ Terpos E, Sezer O, Croucher PI, et al. The use of bi-sphosphonates in multiple myeloma: recommendations of an expert panel on behalf of the European Myeloma Network. Ann Oncol. 2009; 20 (8): 1303 - 1317.

［14］ Bird JM, Owen RG, D'Sa S, et al. Guidelines for the diagnosis and management of multiple myeloma 2011. Br J Haematol, 2011, 154 (1): 32 - 75.

［15］ 中华医学会血液学分会. 多发性骨髓瘤骨病诊治指南. 中华血液学杂志, 2011, 32 (10): 721 - 723.

［16］ Bosch A, Frias Z. Radiotherapy in the treatment of multiple myeloma. Int J Rad Onc Biol Phys, 1988, 15 (5): 1363 - 1369.

［17］ Adamietz IA, Schober C, Schulte RWM, et al. Palliative radiotherapy in plasma cell myeloma. Radiother Oncol, 1991, 20 (2): 111 - 116.

［18］ Smith A, Wisloff F, Samson D, et al. Guidelines on the diagnosis and management of multiple myeloma 2005. Br J Haematol, 2006, 132 (4): 410 - 451.

［19］ Niscola P, Arcuri E, Giovannini M, et al. Pain syndromes in haematological malignancies: An overview. Hematol J, 2004, 5 (4): 293 - 303.

［20］ Chang JT, Green L, Beitz J. Renal failure with the use of zoledronic acid. N Engl J Med, 2003, 349 (17): 1676 - 1679.

［21］ Berenson JR, Hillner BE, Robert A, et al. American Society of Clinical Oncology Clinical Practice Guidelines: The Role of Bisphosphonates in Multiple Myeloma. J Clin Oncol, 2002, 20 (17): 3719 - 3736.

［22］ Berenson JR. Recommendations for Zoledronic Acid

Treatment of Patients with Bone Metastases. Oncologist, 2005, 10 (1): 52 - 62.

[23] Body JJ, Diel IJ, Lichinitser MR, et al. Intravenous ibandronate reduces the incidence of skeletal complications in patients with breast cancer and bone metastases. Ann Oncol, 2003, 14 (9): 1399 - 1405.

[24] Bell R, Diel IJ, Body J, et al. Renal safety of ibandronate in patients with bone metastases from breast cancer: phase III trial results. Eur J Cancer Supplements, 2004, 2 (3): 132.

[25] Body JJ, Diel IJ, Lichinitzer M, et al. Oral ibandronate reduces the risk of skeletal complications in breast cancer patients with metastatic bone disease: results from two randomised, placebo-controlled phase III studies. Br J Cancer, 2004, 90 (6): 1133 - 1137.

[26] Lucia Antras, Michael Smith, Maureen Neary, et al. Presental at the 8th Valedictory Workshop on Bisphosphonates: Davos, Switzerland, 22 - 24 March 2006.

[27] Marx RE. Oamidronate (Aredia) and zoledronate (zometa) induced avascular necrosis of the jaws: a growing epidermic. J Oral Maxillofac Surg, 2003, 61 (9): 1115 - 1117.

[28] Druie BG, Katz M, Crowley J. Osteonecrosis of the jaw and bisphosphonates. N Engl J Med, 2005, 353: 99 - 102.

[29] Badros A, Weikel D, Salama A, et al. Osteonecrosis of the jaw in multiple myeloma patients: clinical features and risk factors. J Clin Oncol, 2006, 24: 945 - 952.

[30] 李娟，赵莹，黄蓓晖，等. 双磷酸盐致下颌骨坏死一

例. 中华血液学杂志，2008，29（4）：242.

[31] 李利红，吴学宾，陈文明，等. 多发性骨髓瘤患者使用双磷酸盐引起颌骨坏死二例. 中华血液学杂志，2008，29（4）：278.

[32] Sarasquete E. Bisphosphonate related osteonecrosis of the jaw is associated with polymorphisms of the cutochrome P450 CYP2C8 in multiple myeloma：a genome wide single nucleotide polymorphism analysis. Haematologica，2008，93（s1）：74.

[33] Migliorati CA，Casiglia J，Epstein J，et al. Managing the care of patients with bisphosphonate-associaed osteonecrosis：an American Academy of Oral Medicine positiong paper. J Am Dent Assoc，2005，136：1658 - 1668.

[34] Bamisa A. Osteonecrosis of the jaw in cancer after treatment with bisphosphonates：incidence and risk factors. J Clin Oncol，2005，23（34）：8580 - 8587.

[35] Mehrotra B，Ruggieros S. Bisphosphonate complications including osteonecrosis of the jaw. Hematology Am Soc Hematol Educ Program，2006：356 - 360，515.

索　引

154